GUIDE MÉDICAL

DES ANTILLES.

IMPRIMERIE D'HIPPOLYTE TILLIARD,
RUE DE LA HARPE, N° 88.

GUIDE MÉDICAL

DES ANTILLES,

OU

ÉTUDES

SUR LES

MALADIES DES COLONIES

EN GÉNÉRAL,

ET

SUR CELLES QUI SONT PROPRES A LA RACE NOIRE.

Par M. G. LEVACHER,

Docteur en Médecine.

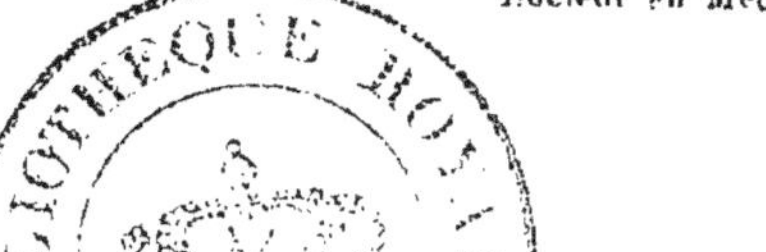

A PARIS,

CHEZ J.-B. BAILLIÈRE,

LIBRAIRE DE L'ACADÉMIE ROYALE DE MÉDECINE,

RUE DE L'ÉCOLE DE MÉDECINE, N. 13 BIS.

1834.

A MONSIEUR LE PROFESSEUR

P. Andral.

Témoignage de la plus haute estime.

M. G. LEVACHER.

In inconstantibus temporibus, si tem-
pestivè tempestiva, reddantur constantes,
et judicatu faciles fiunt morbi; in inconstantibus autem, inconstantes, et difficiles
judicatu.

Hipp. aphor. 8, sect. III.

Avant - propos.

————

Ayant été contraint, en 1829, par des affaires de famille, d'abandonner ma clientelle de
Paris, pour me rendre à Sainte-Lucie où j'a-
vais reçu le jour, j'ai eu la douleur de voir en
peu de temps s'achever entièrement la ruine de
cette colonie sous l'anarchie des divisions et du
désordre, fomentés par le despotisme haineux
de l'Angleterre, et j'ai pu me convaincre,
comme l'a écrit *Madame de Staël*, que les le-

çons de *Machiavel* profitaient davantage aux oppresseurs qu'aux opprimés.

L'étude et l'exercice de ma profession ont seuls soutenu mon courage durant quatre années que j'ai mis à terminer des affaires, qui l'eussent été partout ailleurs sous un délai de quelques mois.

Amicalement accueilli par mes infortunés compatriotes, et dirigeant une clientelle nombreuse, j'ai pu écrire un essai pratique sur les affections des colonies : j'étais sur les lieux, et Sainte-Lucie m'offrait un malheureux théâtre où les maladies et les vexations du gouvernement se disputaient la scène.

Je formai dès lors le projet de fuir cette colonie désormais étrangère, et de revenir au sein de la France, pour y jouir des précieux avantages d'une mère-patrie ! Mais je n'ai pas voulu quitter mon pays natal sans en rapporter quelques matériaux scientifiques, et j'ai pensé que l'expérience acquise à Sainte-Lucie pourrait profiter un jour aux praticiens qui iraient exercer leur art à la *Martinique*, à la *Guade-loupe*, à la *Guiane française*, et dans toute la partie sud du continent d'Amérique.

La médecine des Antilles varie suivant les points cardinaux d'une même île, et suivant la végétation et l'élévation du sol dans ses diffé-rents quartiers. Cette *spécialité* médicale, selon les climats, et dans le même climat selon les localités, est une *vérité hippocratique* que sem-blent méconnaître beaucoup d'esprits distin-gués de notre siècle, dont le grand défaut est de vouloir trop généraliser. La rappeler et la prouver par de nouveaux faits, c'est être utile à la science en général, et éviter en particulier beaucoup de mécomptes funestes à de jeunes confrères qui arrivent aux colonies, ordinaire-ment trop imbus des idées médicales euro-péennes. Tel est le double but que je me suis proposé en écrivant ces *études*; puissé-je l'a-voir atteint! Mon intention n'a pas été de faire un traité scientifique complet : loin de là, j'ai peu ou point insisté sur les maladies qui, dans

leur marche et leur caractère , n'offrent point
de différences d'avec leurs analogues d'Europe,
ou n'en offrent que de légères ; je me suis au
contraire attaché principalement à celles qui,
communes aux deux climats, revêtent aux
Antilles des physionomies différentielles bien
tranchées , et à celles qui, particulières aux
îles, présentent des types tout-à-fait singuliers :
encore parmi ces dernières, j'évite de traiter
en particulier des affections, qui, comme la fièvre jaune et le tétanos, ont exercé le génie ob-
servateur d'hommes plus distingués que moi,
et après lesquels il serait difficile de trouver
quelque chose à dire. Parmi les travaux qui
ont été publiés sur cette matière, celui qui me
semble le plus recommandable sous le rapport
de la méthode et de l'érudition rapportées à
l'école moderne , est le traité de M. *Rochoux*,
intitulé : *Recherches sur la fièvre jaune.*
MM. *Deveze*, *Félix Pascalis*, *Valentin*,
P.-F. Thomas et d'autres médecins ont observé cette maladie sur le continent d'Améri-

que, et l'ont décrite d'une manière qui ne laisse rien à désirer. Il est à regretter qu'un des médecins de l'armée d'Egypte, qui fut si riche en talents de ce genre, le docteur *Pugnet*, n'ait point séjourné plus long-temps à Sainte-Lucie dont il a donné dans un mémoire, une excellente topographie, mais dont il n'avait pas observé les maladies assez long-temps. Son génie médical ne put qu'étinceler auprès de ses malades, et les Français dont il suivait la bravoure, perdirent cette colonie en 1803, douze à quinze mois après qu'il y fut arrivé.

Pour bien saisir l'étiologie des affections des Antilles, il faut posséder la connaissance exacte de leur topographie et de leur climat, des mœurs hygiéniques de leurs habitants, et y avoir observé les maladies pendant plusieurs années.

Nous étudierons donc la topographie locale et générale de Sainte-Lucie, les qualités de son sol, ses productions, ses animaux, le caractère et les mœurs de ses habitants. Nous passerons ensuite à des considérations générales sur le climat des Antilles, et nous aborderons après, l'histoire de leurs maladies.

Nous traiterons d'abord de celles qui affligent indistinctement les blancs et les nègres; puis de celles qui sont propres seulement à la race noire.

Dans l'étude de ces deux classes de maladies, nous décrirons en premier lieu les affections les plus générales, celles qui semblent frapper à la fois toute l'économie animale, et nous passerons à l'examen des maladies *locales*, en suivant pour leur description, l'ordre naturel des appareils d'organes. C'est ainsi que nous commencerons par l'histoire des affections de l'encéphale, de l'appareil respiratoire, digestif, hépatique, etc.

CHAPITRE PREMIER.

§ Ier. TOPOGRAPHIE DE SAINTE-LUCIE.

L'Île de Sainte-Lucie s'élève dans le fer à cheval des Antilles par le 13e degré 50 minutes de latitude nord et le 63e 20' de longitude ouest, méridien de Paris, entre le tropique du cancer et l'équateur, regardant au Sud Saint-Vincent, et au Nord la Martinique.

Elle décrit une circonférence de quarante-trois lieues; sa plus grande largeur est de six à huit lieues et sa longueur de douze à quinze environ.

Née française et long-temps la succursale de la Martinique, elle conserve la gloire d'avoir bravement combattu pour la France, et la douleur éternelle d'avoir été cédée à l'Angleterre sous le règne de Louis XVIII, en 1814, par le honteux traité de Paris.

Elle est bornée dans les régions du nord et

de l'est par *le Gros-Ilet*, les montagnes *la Sorcière*, *Paix-Bouche* et *Barabara*; à l'ouest par *le Morne-Fortuné*, qui commande Castries sa ville capitale, par les forts *la Vigie* et *le Tapion*, par le *Morne-Para-Sol*, les *Pitons des Canaries*; au sud-ouest par ceux de *la Soufrière*, et au sud par *le Môle-à-Chique*.

Le général Noguès et l'amiral Destaing ont immortalisé sur ces lieux la valeur française, l'un par la glorieuse défense du *Morne-Fortuné*, l'autre par la cannonade et les intrépides assauts de *la Vigie*; La révolution y avait déjà laissé le souvenir de faits d'armes sanglants et terribles.

Ses côtes sont hautes et escarpées; elles attestent le désordre d'anciennes éruptions volcaniques. Des pierres de formation première sont entassées par blocs irréguliers et s'élèvent en rochers sur ses rivages. Des lianes et des cactus en couronnent les chauves sommets, et président au mugissement des vagues et à la solitude de ces lieux.

L'on découvre partout de sombres forêts sur lesquelles la vue se promène au loin de montagnes en montagnes.

Des rades, des anses et des baies en ouvrent

les contours : les principales sont celles de *Castries*, du *Choc*, du *Gros-Ilet*, du *Grand-Cul-de-Sac*, du *Marigot-des-Roseaux*, de *la Soufrière*, du *Choiseul*, du *Laborie* et du *Vieux-Fort*. La partie du vent n'offre que des baies dont les approches sont dangereuses : parmi les plus sûres et les mieux abritées, sont celles de *l'Espérance* et des *Savannes*, mais leurs passes sont toujours redoutables ; les cailles et les récifs se prolongent au loin sur ces portions de la côte, et le vent y souffle avec violence.

La montagne *la Sorcière*, *les Pitons des Canaries* et *le gros Piton de la Soufrière* rivalisent presque d'élévation ; *la Sorcière* cependant paraît tenir le premier rang. Toutefois ces montagnes n'atteignent pas au-delà de deux mille cinq cents à trois mille pieds de hauteur.

Les anses sont bordées, tantôt par un sable très fin , tantôt par des amas de cailloux et des détritus de madrépores et de coquillages ; elles laissent apercevoir quelques bourgs, quelques rares habitations, des ruines, des cultures abandonnées, quelques canots que conduisent des équipages de nègres nus jusques à la cein-

ture , ramant avec précision et mesure, au
son d'une chanson créole, et tantôt une barque
isolée conduite par un seul pêcheur.

L'ILE ET SES QUARTIERS.

Cette colonie a été divisée par les Français
en onze quartiers, savoir : *Castries*, *le Gros-
Ilet*, *l'anse Laraie*, *la Soufrière*, *le Choiseul*,
le Laborie, *le Vieux-Fort*, *le Micould*, *le
Praslin*, *le Dennerie et le Dauphin*.

Ils sont tous plus ou moins marécageux ;
l'on y trouve des portions de terrain qui sont
noyées au niveau de la mer et sur lesquelles
croissent les mangliers dont les tiges et les ra-
meaux s'entrelacent d'une manière inextrica-
ble. Ces bourbiers se dessèchent ordinairement
à la suite des longues sécheresses ; ils sont le
repaire d'une multitude de *crabes* de toute espèce qui, malgré les trous fangeux qu'ils habitent et la répugnance qui devrait en naître ,
sont néanmoins recherchés comme un mets
délicat.

La ville de Castries est située au fond de la
baie vaste et profonde qui porte son nom, et
dont l'entrée n'est accessible qu'aux vents

d'ouest. Des montagnes la protégent de toutes parts ; la vallée dans laquelle elle est placée ne comprend que l'étendue nécessaire à une ville de second ordre. De l'Est au Sud, elle est contournée par une petite rivière dont l'embouchure est très vaseuse et reçoit les immondices d'une partie de sa population. A quelques pas de sa rive gauche, vers le Sud, sur le revers d'une colline, est placé le cimetière, derrière lequel se dérobe l'anse bourbeuse du *Four-à-Chaux*. Les rues sont peu nombreuses, larges et fort bien alignées ; elles aboutissent toutes vers l'Ouest et conduisent à la mer. La plupart des maisons ne sont que des cases mal construites. Au Nord, *Castries* est encore entourée par des bourbiers et des marécages qu'il serait facile de combler : les Anglais se sont contentés d'établir, pour l'écoulement des eaux, quelques canaux économiquement et fort mal distribués ; la mer emporte et détruit chaque jour les quais et les matériaux de comblement que les malheurs de la colonie ne permettent plus d'entretenir. Les alentours de *Castries* sont peu convenables à la culture : l'on ne compte dans ce quartier qu'un très-petit nombre d'habitations.

Le Gros-Ilet et *le Vieux-Fort*, les deux points Nord et Sud de l'île, sont deux plaines d'une belle étendue et aussi bien cultivées que le permet la position où se trouve cette colonie. Chacune d'elles contient un étang considérable et vaseux, recouvert de mangliers et de plantes aquatiques. Celle du *Gros-Ilet*, privée de sources et de rivières, est dévorée toute l'année par la sécheresse, tandis que celle du *Vieux-Fort*, dont *le Môle-à-Chique* commande la rade hospitalière, est plus fertile et richement arrosée.

La Soufrière, comme l'indique son nom, renferme un volcan, qui par sa belle horreur est digne d'attention : ses gouffres et ses précipices se prolongent au pied de deux montagnes dépourvues de végétation, et blanchies par la chaleur et les matières volcaniques qui les recouvrent ; une épaisse fumée s'en dégage continuellement et répand au loin des émanations sulfureuses. Son cratère inspire encore plus de craintes : la terre brûlante gronde sous les pas, et des bruits souterrains indiquent le danger qui vous menace ! Onze bassins sont en ébullition et font jaillir par gros bouillons une eau noire et bourbeuse. Sur votre passage, des bouches

plus étroites, quelquefois fort petites, vous surprennent en vomissant avec bruit des courants
d'air embrasé. L'on peut contempler, d'un
côté, les désordres d'une ardente combustion,
et de l'autre, des portions étendues de terrain
calcinées et abandonnées par le volcan ; ces
débris, ces ruines de feu ne laissent apercevoir
çà et là que des cristaux de soufre et d'alun.

Les eaux qui viennent alimenter le volcan
sont fournies par un étang voisin qui fertilise
aussi la partie de *la Soufrière* nommée les
Étangs. Cette vallée, située sur une élévation
d'environ mille pieds au-dessus du niveau de
la mer, est encore, de tous les côtés, couronnée
de montagnes ; l'air y est vif, frais et salubre ;
ses habitants jouissent d'une santé parfaite, ont
des couleurs européennes, et parviennent à un
âge avancé. Lorsqu'on s'éloigne de cette vallée
et que l'on s'avance vers la mer, les regards
plongent tout-à-coup sur une plaine profonde
et fertile : on s'arrête pour l'admirer, tant on
la domine avec surprise ! elle est arrosée par
une eau vive ; des cultures de cannes à sucre,
et quelques jolies habitations lui prêtent
une couleur riante et animée. Le bourg est
situé sur le littoral de la mer ; la rade est peu

vaste, elle est ouverte au Sud-Ouest et protégée sur la droite par le petit *Piton* et le grand *Piton de la Soufrière.*

Le général Laborie avait fait établir, dans ce bourg, des bains d'eaux thermales ; mais cet établissement ne laisse plus aujourd'hui aucune trace de son existence.

Les plateaux du *Choiseul* et du *Laborie* sont remarquables par leur position avantageuse et leur uniformité.

Les vallées de l'*Anse-des-Roseaux*, du *Dennerie*, du *Fond*, des *Cannelles*, sont regardées comme fort belles et très fertiles. Les *barres* et les *gorges*, les *plateaux* et les *bas-fonds*, les montagnes qui se multiplient et se pressent par groupes dans les quartiers du *Dauphin* et du *Dennerie*, et dans ceux de la *Soufrière* et de l'*Anse-Laraie*, des forêts immenses et vierges encore, donnent à l'intérieur de cette colonie un aspect triste et sauvage.

Découpée et hachée dans tous les sens, elle est surmontée de mille mamelons, qui s'élèvent, se succèdent et s'interrompent par chaînes fort pittoresques.

La population décroissante chaque jour des autres bourgs, tels que ceux du *Vieux-Fort*, du

Gros-Ilet, de l'*Anse-Laraie*, de l'*Anse-Canarie*, de l'*Anse-l'Ivrogne* , du *Laborie* , du *Micould* , du *Dennerie* , leurs maisons dont les toits sont enlevés, leurs églises découvertes, leurs cimetières abandonnés, tout imprime à ces parties de l'île un caractère de misère, qui contraste avec leur ancienne prospérité , et raconte aux voyageurs les effets de la domination des Anglais.

Les communications ont lieu par mer et le long de la côte ; les routes, à l'exception de quelques-unes, sont pour la plupart impraticables ou fermées ; une multitude de rivières et de ravins traversent et sillonnent la colonie. Leurs lits sont presque tous profondément encaissés : lorsque leurs eaux parviennent aux embouchures, la mer qui est aussi puissante que leur cours est faible, oppose par son reflux continuel, une digue à leur écoulement, et en amoncelant le sable, les retient enchaînées sur son rivage. Les eaux pluviales sont repoussées par le même mécanisme ; elles stagnent dans des lits appelés *marigots* , et qui, comme les rivières, ne s'écoulent et ne font irruption vers la mer qu'à la suite des grandes pluies et des débordements.

La surface intérieure de l'île a été évaluée à

quarante-huit mille carrés de terre. Le carré est de trente pas carrés, et équivaut à plus de trois arpents.

L'on ne peut pénétrer dans son intérieur, dont les deux tiers sont incultes, qu'en remontant péniblement le lit de ces ravins. Il faut alors gravir des rochers glissants, se soutenir sur les cailloux, traverser des bassins, affronter des précipices et s'exposer aux morsures presque toujours mortelles des serpents qui pullulent dans ces bois, et qui viennent savourer la fraîcheur de l'eau, en se roulant en spirale entre les roches.

Les rayons du soleil ne réchauffent que la cime de ces forêts ; ils ne franchissent jamais leur ombrage touffu. Un jour sombre et silencieux anime seul ces vieux abris, où se multiplient les lianes, les aphylles, les mousses et l'immense famille des parasites. Le sol y est fécondé par la décomposition des plantes, des feuilles, des troncs d'arbres, qui tombent et meurent de vieillesse, et qui forment chaque année des couches d'un fumier nouveau. Dans ces lieux, la terre fléchit et s'enfonce sous les pas, la chaleur est humide et élevée, l'évaporation de cette humidité et des miasmes dont elle est chargée, répandent sur la physionomie de ceux qui les visitent, l'accâblement et la pâleur : malheur à celui qui ose affronter ces forêts! leur majesté, leur âge et leur étendue lui laissent pour toujours des souvenirs immenses et puissants ; mais souvent son organisation y puise le germe actif de maladies fatales!

§ II. QUALITÉS DU SOL, PRODUCTIONS, CULTURES, ANIMAUX.

Sous les couches de terre végétale et d'argile qui se montrent d'autant plus épaisses que l'on s'éloigne davantage des côtes, se trouvent deux autres couches, composées, l'une de tuf, et l'autre de sable mélangé de coquillages et de madrépores. Dans plusieurs endroits sont des carrières de tuf et de magnésie, et l'on rencontre des parties assez considérables de chaux, d'alun, de fer et de cuivre. Les lits de plusieurs rivières sont parsemés des paillettes de ce dernier métal, entre autres la rivière *Dorée*, qui roule ses eaux vers le Sud. Le *spath*, le *schorl* et le *quartz* s'y trouvent partout.

Le quartier du *Gros-Ilet* fournit aux recherches des curieux un nombre considérable de cristallisations et de pétrifications, et semblerait indiquer par là l'existence de quelque mine, ou du moins une combinaison plus rapprochée que partout ailleurs des principes minéralisateurs.

Les arbres et les arbrisseaux de cette colonie fournissent des substances plus ou moins précieuses à la médecine, des bois à la construction, et des productions au commerce; seuls, ils pourraient être pour ce pays une source abondante de richesses.

Les plantes potagères d'Europe, les légumineuses et les malvacées y croissent spontanément.

Les fruits y sont nombreux; ils mûrissent toute l'année, mais ils sont presque tous aqueux, âpres et sauvages. Les uns plaisent à la vue par l'élégance de leurs formes et le parfum qu'ils répandent, et les autres, par les variétés de leurs couleurs séduisantes. Les plus délicieux au goût et à l'odorat sont la *barbadine*, les *pommes de liane*, l'*ananas*, l'*abricot* et la *sapotille*. L'*avocat* ou le *beurre végétal* des Anglais est un des fruits les plus estimés. L'*orange*, la *chadèque*, la *lime* et le *citron* s'y multiplient à l'état sauvage, et les vivres de terre, tels que le *manioc*, y poussent rapidement ; beaucoup d'autres racines y abondent ; les *cous-couches*, les *ignames*, les *choux Caraïbes*, les *topinambours* et les *patates* bouillis avec des salaisons, constituent la nourriture d'une partie de la population.

Dans les fruits, ce sont le principe sucré, l'arome et l'acide qui dominent ; dans les racines, la fécule, puis le sucre et le ligneux. Le *manioc* offre du *gluten* et beaucoup de *fécule amylacée* ; son *principe vénéneux* se dissout dans l'eau qu'il contient et que l'on rejette ; la dessication sur des platines de fer chauffées par un four, finit par en priver entièrement sa farine.

Les eaux des rivières sont toutes potables ; cependant elles sont plus ou moins bonnes, et font naître souvent des dysenteries par les substances étrangères qui obstruent leurs cours et les surchargent. De là, l'usage de ne boire que de l'eau de pluie ; mais cette eau, lorsqu'elle est conservée, contracte les mêmes inconvénients par la présence et la mort d'une quantité d'insectes qui s'y reproduisent en nombre considérable.

Les animaux qui habitent les bois, sont le

bœuf sauvage, le *cochon marron*, l'*agouti* et l'*iguane* ou *lézard des Antilles*. Les gibiers se composent de *ramiers*, de *grives*, de *movies*, de *perroquets*, et de plusieurs espèces de *tourterelles*. Dans la saison des pluies, les oiseaux de passage qui émigrent du continent d'Amérique, couvrent par volées immenses les savanes et le bord de la mer. La couresse et le clibaud, espèce de boa constricteur, livrent une guerre continuelle et victorieuse aux vipères de ce pays ; mais quoi qu'il en soit, le nombre de celles-ci, qui s'accroît par la viviparité et la prodigieuse quantité de petits que la femelle met au jour, surpasse de beaucoup celui des premiers, dont les espèces sont innocentes envers l'homme, et dépourvues de venin.

J'ai observé dans plusieurs parties du territoire la curieuse végétation de la *plante-ver des Chinois* ; c'est un clavaire qui se développe sur les larves du scarabée, de telle manière que ces larves paraissent pousser des jets de végétation.

La *canne à sucre* et le *cafier* forment les seules cultures de cette colonie, où l'on voit naître et mourir indigènes ; les *cochenilles*, le *coton*, le *thé*, l'*aloës*, l'*indigo*, le *tamarin*, le *quin-*

quina, le *ricin* et la *casse*, où l'on pourrait encore propager sans peine d'autres productions d'un rapport lucratif.

Les animaux domestiques tirent leur origine d'Europe ; ils sont généralement chétifs et sont tourmentés sans cesse par les insectes inséparables de ces climats.

Les poissons peuplent abondamment les côtes ; ils offrent aux habitants une nourriture variée, dont ceux-ci profitent rarement, donnant la préférence à des salaisons exotiques, comme le bœuf salé et la morue, dont ils sont très friands.

§ III. HABITANTS, CARACTÈRE.

La population de Sainte-Lucie ne s'élève guères qu'à quatorze ou quinze mille ames, lorsque cette colonie serait susceptible d'en nourrir cent cinquante mille.

Dans plusieurs quartiers l'on peut compter jusqu'à vingt, et chose étonnante, jusqu'à cinquante habitations abandonnées. La misère est commune et la désertion regardée comme un devoir pour quiconque peut l'effectuer ; car sous sa destinée malheureuse, *Sainte-Lucie*, loin de voir comme les îles voisines, sa population s'augmenter, ses cultures s'embellir et ses établissements recevoir l'encouragement légitime du travail, perd au contraire de jour en jour sa splendeur première et rétrograde vers son état primitif. Les Anglais ne rougissent point d'en faire l'asile des transfuges voisins et des rebuts de leur population ! Quoi qu'il en soit le caractère de ses *anciens* colons est généralement affectueux, prévenant, noble et désinteressé. Les tempéraments sanguins-bilieux y ont une prédominance remarquable. Les malheurs, l'oppression, les luttes et les partis ont altéré cette vivacité de sentiment et cette chaleur de penser qui dans ces pays réveillent par moments l'homme assoupi sous les influences d'un soleil brûlant ; car là plus que partout ailleurs il sent et perçoit en raison des causes qui l'environnent.

La population noire est la plus considérable ; vient ensuite celle des mulâtres, puis celle des blancs. Les divisions de race et de couleur sont fort tranchées dans les colonies : la société des blancs repousse de son sein celle des mulâtres, comme celle des mulâtres repousse celle des noirs. Cette aristocratie, ce préjugé colonial qui ne doit son origine qu'à la supériorité de la race blanche et à sa domination sur des hommes bruts et placés généralement, par leur organisation, dans les échelons inférieurs de l'espèce humaine, disparaissent aux yeux du physiologiste impartial. La phrénologie et l'observation doivent seules classer en médecine les divisions de l'espèce humaine. Les facultés les mieux développées et l'intelligence la plus supérieure tiendront donc pour nous le premier rang, sans égard aux couleurs.

Il est d'usage chez les habitants de se vêtir légèrement et de se nourrir de mets relevés par des épices, tels que le *bois d'Inde*, le *piment*, la *cannelle* et la *muscade*. Les boissons toutes alcooliques sont, comme les mets, rarement appropriées à l'action désorganisatrice du climat, et les excès suivent sans cesse les fatigues du travail. Il semble que les hommes y soient pressés de jouir, et que la nature de ces contrées leur impose les mêmes lois qu'aux plantes éphémères, qui ne reçoivent que les rayons d'un jour !

Les femmes y sont habituellement indolentes.

L'abandon de leur corsage , les chaleurs qu'elles évitent sous des vêtements légers et flottants autorisent leur nonchalance ; leurs haines et leurs préventions. souvent injustes, sont durables sans être violentes ; leur amitié est vive, jalouse et pénétrante ; la méfiance l'accompagne quelquefois. Elles aiment à juger, à prédire , et beaucoup d'entre elles puisent l'erreur et la superstition dans l'entourage de leurs esclaves. Nubiles au même âge qu'en Europe, mais flétries avant le temps, elles atteignent cependant des longévités surprenantes , tandis que les hommes parviennent rarement à la vieillesse. Il convient ici de nous arrêter quelques moments sur la puberté et sur la pilosité relative aux Créoles.

Les habitants du midi de toute l'Europe se distinguent en général des peuples du Nord par la couleur noire de leurs cheveux et de leur barbe épaisse , ainsi que par la teinte complétement brune de leur peau. Pour eux la puberté est habituellement plus hâtive et la pilosité plus précoce : ces phénomènes semblent propres à leur tempérament, comme aussi leur tempérament semble appartenir aux contrées qui les ont vu naître , et peut être , selon l'opinion de plusieurs écrivains , au mélange d'autres races d'hommes. Cependant ces constitutions que l'on cesse de rencontrer sous la zône glaciale, se retrouvent encore dans les pays tempérés, et nous pouvons en France en observer un grand nombre ; mais il est assez particulier qu'ils disparaissent presque entièrement sous le climat brûlant des colonies ! L'observation m'a confirmé cette opinion qui n'est en rapport, ni avec celle des auteurs, ni avec celle du public ; c'est une erreur que l'on se transmet , comme tant d'autres, par tradition et sans examen.

On trouve un contraste frappant à comparer aux Créoles de nos Antilles les Européens du midi de la France, les Provençaux, par exemple, dont le nombre abonde dans les colonies. Ces derniers ont le teint brun et olivâtre, les cheveux noirs et gros, la barbe fournie, les cils épais et les yeux noirs : les Créoles, au contraire, sont presque toujours d'un châtain ou clair foncé ; leur construction est moins virile , leurs muscles sont plus faibles, leur corps plus agile et plus leste, et la couleur brune de leur visage et de leurs mains ne provient que de la seule action du soleil ; leur

peau, du reste, est aussi blanche qu'il est possible de se l'imaginer, et tous ont généralement une barbe ordinaire, peu fournie, quelquefois même assez rare.

La puberté se prononce chez eux de quatorze à seize ans, quoiqu'ils se trouvent placés
dans toutes les conditions qui devraient en favoriser le prompt développement.

Les mulâtres, et sur-tout les mulâtresses,
qui tirent leur origine du mélange de la race
noire et de la race blanche (car il faut excepter
ceux qui sont d'origine *caraïbe* et dont les
cheveux sont plats et très-noirs) nous offrent
aussi la couleur châtaine, blonde et même
rousse des cheveux. La barbe est rare chez
eux, mais l'est encore bien davantage chez
les nègres. Elle conserve chez ceux-ci le caractère laineux de leurs cheveux et ne croît
que long-temps après la puberté, vers l'âge
de vingt-cinq à trente ans.

Ce qui tendrait à nous prouver que l'apparition précoce de la puberté et la pilosité appartiennent plus particulièrement à l'ordre de
tempéraments dont j'ai parlé, c'est qu'en effet
les Créoles qui sont doués de ces constitutions
bilieuses et rembrunies, forment une classe fa-

vorable à notre opinion ; il est bien quelques exceptions, mais qui se rencontrent si rarement qu'elles ne peuvent nous intéresser.

Chez le sexe féminin, la nubilité se montre vers la douzième et la quatorzième année, à l'époque enfin, comme il est facile de s'en convaincre, où les lois établissent en France l'aptitude au mariage : elle disparaît également vers l'âge de quarante à quarante-six ans et quelquefois plus tard. Plusieurs femmes ont été nubiles et le sont à l'âge de neuf, dix et onze ans ; mais de pareils exemples ne forment point une règle générale et ne sont que des observations isolées ; elles se reproduisent en France ; et sous des climats opposés, les pubertés prématurées n'appartiennent encore qu'à des filles qui possèdent la prédominance du tempérament bilioso-nerveux. En 1828 l'on vit à Paris une menstruation régulière chez un enfant de deux ans. Dans la même année j'eus l'occasion d'être consulté pour une jeune fille âgée de cinq ans, chez laquelle les menstrues existaient périodiquement depuis quelque temps : ses formes étaient développées ; elles offraient un mélange monstrueux de l'enfance et de la puberté.

Le climat mal sain des colonies ne peut-il pas, à son tour, influer sur le tempérament de ses habitants par les causes débilitantes dont il entoure leur enfance, et produire à lui seul ces différences qui n'existent pas pour les autres latitudes méridionales. Quoi qu'il en soit, mon intention n'est que de signaler des faits qu'il est facile de justifier, et de relever une erreur que nos communications avec les colonies auraient dû détruire depuis long-temps.

Les enfants ont une existence précaire, et leurs organes ne se développent qu'avec faiblesse. Les maladies les surprennent au berceau et leur laissent les engorgements des viscères, la dyspepsie, l'amaigrissement et la pâleur des traits. Les parents, qui les idolâtrent avec trop d'orgueil et de complaisance, leur accordent une entière liberté, et ne savent réprimer ni leurs désirs ni leurs fautes. Ils mangent à toute heure du jour, se baignent quand ils veulent, courent où bon leur semble, commandent, et ne connaissent d'autres lois que leurs caprices et leur volonté.

Cependant, lorsque leur hygiène et leur éducation sont dirigées par une prévoyance sage et sévère, il en est un assez grand nombre qui franchissent ce passage dangereux de la première enfance. Il leur reste néanmoins, à compter plus tard avec l'adolescence, dont les excès rencontrent aussi des pentes trop faciles.

En jugeant de *Sainte-Lucie* par le tableau que je viens d'en tracer, les médecins qui seraient tentés de s'y expatrier, doivent se convaincre qu'ils ne rencontreront, dans ce lieu d'infortunes, ni considérations, ni richesses. Peu d'hommes sauront les distinguer des charlatans qui s'y réfugient. Mais ils pourront observer les maladies à leur véritable foyer, et rapporter avec désintéressement à la science qu'ils professent les fruits de leurs travaux, de leurs dangers et de leur exil !

—————

CHAPITRE II.

CONSIDÉRATIONS GÉNÉRALES SUR LE CLIMAT
DES ANTILLES.

On partage ordinairement les saisons des colonies en deux principales : la *saison sèche*, et la *saison humide*. Mais cette division a l'inconvénient de ne signaler que deux extrêmes, entre lesquels se pressent des nuances intermédiaires y conduisant par degrés, et qui sont aussi importantes que les extrêmes eux-mêmes ; je ne l'admettrai donc pas.

Je me contenterai de décrire les différentes modifications atmosphériques, qui, selon moi, constitueraient plutôt *quatre saisons*, si l'on tenait absolument à en faire une division.

Je dois à l'amitié particulière du *docteur Fillassier* d'avoir bien voulu me transmettre à la Martinique, pendant le séjour qu'il vient d'y faire, des idées judicieuses sur ce sujet,

ainsi que quelques observations thermométri-
ques : je profiterai des unes et des autres.

Souvent pendant le mois de novembre ,
toujours pendant ceux de décembre et de jan-
vier, et ordinairement jusques à la fin de fé-
vrier, il règne aux colonies une température
délicieuse. Les vents soufflent plus légers et
plus frais; les nuits sont rafraîchies par d'a-
bondantes rosées , et le climat de ces pays
retrace le souvenir des deux derniers mois du
printemps de l'Europe; de petites pluies légères (grains) qui paraissent et disparaissent ,
tempèrent par intervalles les rayons du soleil.

Le thermomètre de Réaumur s'élève à 18°
le matin, à 22° de midi à quatre heures; le soir
il revient à 18°, jamais il ne descend plus bas
que 17°.

Les acclimatés fatigués et épuisés par le travail et la mauvaise nourriture, ou par des maladies *chroniques*, éprouvent dans ce stade de
fraîcheur, trop vif pour eux , des intermittentes éphémères, et des hémitritées. C'est à cette
époque sur-tout que naissent les dysenteries et
le tétanos accidentel. Les nègres , sensibles aux
moindres impressions de fraîcheur, sont sujets

aux catarrhes pulmonaires , à la pleurésie , à l'hépatisation du poumon , à la phthysie , et leurs enfants sont exposés à contracter le trismus tétanique ou mal des mâchoires.

Mais parmi les indigènes et les acclimatés, ceux qui sont doués d'une bonne constitution, renaissent à la vie durant cette première saison, qui est aussi le temps le plus favorable à l'arrivée des Européens.

Les vents se soutiennent de l'*est-nord-est* au *nord-est*, et favorisent aussi de leur côté une transition graduée vers des mois plus chauds dont il serait dangereux de subir tout-à-coup la température brûlante. Bientôt les grains de pluie ne rafraîchissent plus que rarement la terre, et à ces mois heureux succède la sécheresse qui se prolonge jusqu'au mois de mai.

Le soleil alors domine majestueusement ces contrées, et dispense une lumière tellement éblouissante, que la vue en soutient à peine le reflet. Le sol se dessèche et s'entrouvre dans les quartiers les plus découverts ; les vents augmentent le hâle de la nature, les herbes sont flétries et brûlées, les ravins se tarissent, les rivières se réduisent à un filet d'eau, sous lequel on peut voir le sable et compter les cailloux, enfin la température est sèche comme l'airain, et l'on ne retrouve la verdure que dans les bas-fonds, les gorges humides, les lieux boisés ou très élevés.

Le ciel est toujours pur et découvert. les nuages sont abaissés, comme un rideau léger, vers l'horison, et au coucher du soleil, ils affectent mille formes prestigieuses.

Les arbres échévelés par les vents et desséchés par le soleil, perdent une grande quantité de leur feuillage ; quelques-uns même s'en dépouillent entièrement. Ils revêtent au loin une couleur jaune-paille, qui contraste agréablement avec la verdure mate et groupée que quelques-uns d'entre eux ont la propriété de conserver.

Les nuits sont brillamment éclairées par la lune, à la clarté de laquelle on peut distinguer les moindres objets environnants; et lorsque cet astre prend une direction perpendiculaire, il est difficile d'observer le passage du jour à la nuit.

C'est en voyageant sous ces beaux clairs de lune, que j'ai remarqué plusieurs fois, à l'approche d'un grain de pluie, le phénomène très curieux de *l'arc-en-ciel de nuit.*

Pendant cette saison, dite *la saison sèche* ou *du carême*, le thermomètre est à 19° le matin ; il s'élève dans la journée à 23°, 24°, 25°, rarement à 26 ; le soir il retombe à 19°.

Durant ces temps, se développent les maladies inflammatoires ; les intermittentes sont rares alors, mais elles sont accompagnées de congestions cérébrales et d'arachnitites : les inflammations des viscères et du canal intestinal sévissent avec violence, et dans certaines années le volvulus s'observe sous des apparences épidémiques.

Cette saison, dont les inconvénients peuvent être facilement balancés par des moyens hygiéniques, est regardée comme la plus saine des *Antilles*. Elle n'agit directement que contre les malheureux qui sont exposés durant tout le jour aux ardeurs du soleil, et chez lesquels une mauvaise nourriture et des boissons malsaines ne peuvent réparer les pertes énormes de la transpiration.

Vers la fin d'avril ou dans les premiers jours de mai, les orages qui, malgré les chaleurs, semblaient épargner ces contrées, s'annoncent par le bruit du tonnerre.

Des pluies, quelquefois rares, quelquefois

abondantes, viennent aussitôt féconder la terre.

Cette troisième époque s'appelle *le renouveau*, et forme la variété qui précède *l'hivernage* ou la *constitution chaude et humide*.

Les grains de pluie chassés par les vents, parcourent de longues étendues de bois en redoublant de force, et s'annoncent de très loin par la fraîcheur et le bruit qui les précèdent. Pendant ces moments, la température s'abaisse et se relève en peu d'heures, dans des disproportions dangereuses. Cette variété finit à la mi-juillet où commence *la constitution chaude et humide*, dont les influences se font sentir jusques à la fin d'octobre en général, et quelquefois jusques à la mi-novembre.

La température devient étouffante ; la végétation se développe avec vigueur et rapidité. Les pluies qui ne se succèdent plus que par de grosses ondées, et les débordements qu'elles occasionent, remplissent et remuent les bourbiers, les étangs, les marigots.

Des miasmes putrescibles se dégagent des bois, et les vents *alisés* ne tempèrent plus que rarement l'ardeur du soleil. Les vents lourds des régions *sud* et *ouest* soufflent par bouffées chaudes et humides.

Quelquefois le ciel s'obscurcit sous des nuages épais : une pluie, à gouttes fortes et larges, tombe subitement et s'arrête, comme si elle était jetée et suspendue tout-à-coup par une force électrique.

D'autres fois il règne un calme morne et silencieux ; c'est alors que se préparent les ouragans, les tremblements de terre et les raz-de-marée.

Les pluies sont alternées par un soleil dont les rayons mordants picotent et brûlent la peau, d'autant plus sensible qu'elle est exaltée dans ses fonctions et constamment imbibée de sueurs.

La respiration est haute et difficile, et l'on perçoit sans cesse les désordres et la prostration dont menacent ces pesantes chaleurs.

Un célèbre professeur exprime, dans sa Physiologie, une vérité qui se rapporte à la température des colonies : « L'atmosphère,
» dit-il, à raison de sa pesanteur, tend con-
» tinuellement à seconder les efforts de l'at-
» traction par la pression qu'elle exerce sur
» le corps vivant. C'est d'abord la puissance
» musculaire qui résiste à son action ; aussi la
» locomotion est-elle plus facile dans un air

» léger, tel que celui des montagnes, que
» dans un air pesant, comme celui des lieux
» bas. »

Ce principe doit s'appliquer au caractère in-
dolent des Créoles, qui n'est qu'une conséquence de l'atmosphère qui les entoure. En
effet, sous ces latitudes, l'habitant des montagnes et des hauteurs est plus alerte que celui
des vallées et de la côte ; et lorsque le Créole
habite un pays plus sain, il fait généralement
preuve d'un caractère ardent et vif. Il explique
aussi pourquoi, dans les plaines et sur la côte,
il règne toujours plus de maladies que sur les
lieux élevés.

Une multitude d'insectes naissent de toutes
parts. Les *maringouins* et les *moustiques* assié-
gent les quartiers marécageux et vous harcè-
lent le jour et la nuit par leurs piqûres et leur
bourdonnement. Tout, durant cette quatrième saison, semble conjurer contre les habitants des colonies.

Le thermomètre est alors, le matin à 20° ;
dans la journée à 24°, 25°, 26°, 27°, 28°,
quelquefois à 29 et 30, mais jamais au-delà.

Quant au baromètre, le mercure s'y soutient en toute saison à 27 pouces 1/2 ; et dans

les plus violents ouragans , s'il descend , c'est à peine de quelques lignes. Cette *immobilité* et cette *immutabilité* du baromètre , tiennent, je pense , à ce que dans des îles si petites , et entourées d'une masse d'eau si étendue , l'humidité de l'atmosphère due à l'évaporation , est toujours très considérable et raréfie l'air toujours à peu près au même degré.

Sous de telles influences sévissent bientôt des affections fort graves.

Chez les sujets de faible constitution , se développent les intermittentes doubles tierces, le scorbut, la dysenterie , les abcès phlegmoneux, les angines gangréneuses , les embarras gastriques , les convulsions cérébrales , les gastro-entérites , les *hémoptysies*, les pneumonies , les abcès du foie , les inflammations du tissu cellulaire , l'œdème , les ascites , l'anasarque et la gangrène.

Lorsque la fièvre jaune se montre sous cette constitution , elle est ordinairement plus grave et presque toujours mortelle.

Les nègres sont sujets à la gale , aux *pians*, aux *crâbes*, au tétanos traumatique, et particulièrement au malacia, connu dans ces pays sous le nom de mal d'estomac.

Pugnet avait remarqué, sous l'influence de ces chaleurs dévorantes, un embonpoint factice et des taches érysipélateuses qui disparaissaient avec la fraîcheur de la nuit et par les transitions favorables de l'atmosphère ; il en avait fait un prodrôme de la fièvre jaune, et il croyait que les accidents internes se déclaraient dès que cet état disparaissait. Nous savons maintenant qu'il est déterminé par l'action qu'exercent la chaleur et la transpiration sur l'économie, par l'irritation que reçoivent les vaisseaux sanguins, le tissu cellulaire et la peau, et non par les *émanations putrides*, comme le croyait cet auteur.

Les routes sont presque toujours impraticables, et le voyageur se trouve arrêté par le débordement des rivières et des ravins, qui forment des torrents inabordables.

Cependant il est encore, dans cette saison, des journées qui laissent reposer la nature ; comme il n'est point rare de voir, tour-à-tour, des annees d'une grande humidité, ou d'une sécheresse désolante.

Dans les belles soirées que des alternatives de beau temps procurent à l'hivernage, il est curieux d'observer dans les *bas-fonds* humides, un insecte ailé et phosphorescent nommé *bête-à-feu.*

Par une nuit sombre et au-dessus des étangs ombragés par les joncs, l'on aperçoit par milliers leurs feux brillants et multipliés. En admirant ces nuées d'étincelles, l'on est souvent distrait par un nouveau spectacle : les yeux suivent avec étonnement les deux petites lumières vives et brillantes d'un autre insecte ; ce joli coléoptère scarabéide a les mœurs et la forme du hanneton, excepté qu'il est plus fort et plus alongé. Ces lumières qui parcourent dans des directions variées d'assez longs espaces ressemblent à deux fanaux en miniature suspendus magiquement dans les airs.

Ce spectacle dans une de ces nuits où la lune ne brille pas, est, ce me semble, digne de fixer l'attention : la voûte du ciel paraît réfléchie sur un point concentré , et cette comparaison a lieu d'autant plus naturellement que ces nuées de *bêtes-à-feu* scintillent comme les étoiles, tantôt en diminuant, tantôt en rendant plus vive la clarté qu'elles ont le don de répandre.

Les chaleurs de l'hivernage donnent toujours naissance à des quantités prodigieuses d'insectes dont l'étude offrirait probablement quelques nouveautés à l'*entomologie*, et dont la mort et la putréfaction autour des marécages et sur le littoral de la mer, sont pour cette saison des causes puissantes d'insalubrité.

CHAPITRE III.

MALADIES

FRAPPANT TOUTE L'ORGANISATION

ou

PLUSIEURS APPAREILS D'ORGANES.

INVASION ET CARACTÈRE ALARMANT DES MALADIES.

Généralités. Le médecin qui étudiera attentivement, dans ces pays, les causes, les symptômes et la marche des maladies, ne tardera
pas à observer le caractère typhoïde qui les
distingue presque toutes. Il sera bientôt frappé
des crises effrayantes par lesquelles débutent
sur les tempéraments vigoureux, les intermittentes pernicieuses, les méningites et les
gastro-entérites, et des progrès rapides qui
les accompagnent. Cependant les maladies offraient encore plus de dangers lorsque les colonies étaient moins cultivées, lorsqu'il fallait

pour la première fois remuer leurs terres et creuser leurs canaux ; car on peut aujourd'hui jouir d'une santé régulière dans plusieurs d'entre elles si malsaines à d'autres époques. Ces réflexions rappellent les pertes et les sacrifices qu'a exigés la colonisation des Antilles, où tant d'Européens ont emporté dans la tombe leurs espérances de fortune, et où tant d'esclaves ont péri victimes de ces climats.

§ I. PROGRÈS DES POINTS INFLAMMATOIRES DANS LES MALADIES. — CARACTÈRE ADYNAMIQUE.

Les phlegmasies du tissu cellulaire et de la peau parcourent leurs différentes périodes avec une rapidité d'autant plus dangereuse, qu'il est souvent impossible de la prévoir ; et l'on peut admettre en thèse générale pour les colonies, que de la naissance d'un point inflammatoire à son état de maturité, de suppuration et même de gangrène, il s'écoule quelquefois à peine un moment. C'est ainsi que les abcès phlegmoneux et ceux qui avoisinent les tendons peuvent en quelques jours

4

frapper de désorganisation les parties qu'ils attaquent ; les mains y sont plus exposées que les autres portions du corps.

Mais les plaies faites par les instruments tranchants, les amputations, par exemple, d'après ces mêmes lois si dangereuses dans d'autres cas, guériront mieux et se cicatriseront plus promptement que dans les pays froids et tempérés.

Les maladies internes aiguës affectent aussi la même vitesse et les mêmes dangers. Cependant il est une exception importante à signaler : cette marche rapide et cette intensité des symptômes n'ont point lieu pour la fièvre adynamique. Il n'est pas de contrées où les crises de ces maladies arrivent plus ponctuellement et peuvent être mieux observées. Dès son début, sa marche est écrite et arrêtée ; les jours impairs sont constamment les plus graves, et il n'est point d'applications de sangsues sur l'épigastre qui puissent, comme en Europe, lui faire appliquer improprement le nom de gastro-entérite ! La fièvre adynamique qui s'accompagne souvent d'une inflammation plus ou moins grande des membranes du cerveau, constitue une série de phénomènes qui ne sont propres qu'à elle seule et qui en forment le caractère essentiel.

Il faut avoir étudié ces phénomènes dans les pays chauds pour s'en former une idée juste, et pour ne pas se laisser séduire par les opinions brillantes et trop exclusives d'hommes de génie dont les systèmes sont entraînants pour de jeunes expériences.

Le début de quelques-unes de ces maladies s'annonce par des convulsions violentes ; mais nous avons remarqué que ces cas sont très souvent funestes, et que les malades succombent du onzième au treizième jour.

Les convalescences sont ordinairement longues, et les rechutes très fréquentes. A la suite de ces fièvres, et cette observation coïncide avec celle du docteur *Rochoux* pour le typhus amaril, les malades acquièrent, même dès leur convalescence, un embonpoint surprenant, qui n'est nullement en rapport avec l'état de l'estomac.

Thérapeutique. Dans le traitement des abcès phlegmoneux et dans celui des inflammations qui frappent les tendons, il faut pratiquer de suite de larges incisions qui débrident les parties tuméfiées : c'est le moyen extérieur le plus prompt contre les ravages de la gangrène et

du sphacèle; il est aussi très propre à les prévenir. Les cataplasmes de *bouse* de vache frite
dans l'huile de ricin, doivent être regardés,
dans ces cas et dans ceux où il apparaît des furoncles douloureux, comme un excellent ma-
turatif; je les préfère, pour ces pays, aux
autres préparations dont nous faisons usage.
Mais lorsque les secours sont réclamés trop
tard, le médecin, après avoir dégagé, par des
incisions convenables, les parties atteintes de
désorganisation, aura recours, tant à l'extérieur qu'à l'intérieur, à des médicaments antiseptiques. Une vieille tradition recommande,
à Sainte-Lucie, comme un excellent anti-
septique, la racine de l'*acacia épineux*, dont
les fleurs ont la forme et la couleur d'un bouton d'or, et répandent un parfum des plus
suaves. La propriété active de ce médicament
n'existe que dans l'écorce de la racine. Après
l'avoir recueillie, on la pile aussi exactement
que possible, on l'arrose légèrement avec
quelques gouttes de rhum et d'eau, et l'on
étend sur les portions gangrénées ces cataplasmes ligneux, qui paraissent toujours trop
durs et hérissés d'aspérités à ceux qui n'en
connaissent point les bienfaits.

La propriété de cet acacia est de borner

promptement les effets de la gangrène et de favoriser la chute des escarrhes. Plusieurs fois j'ai eu l'occasion de l'employer avec succès dans ma pratique, et je ne puis m'empêcher de joindre mes éloges à ceux que lui accordent les habitants de ces pays. Sa fleur en infusion forme une boisson agréable; elle contient aussi des propriétés antiseptiques.

Les bains d'écorce de quinquina, préparés avec le quinquina de Sainte-Lucie (exostema floribunda), réussissent parfaitement dans le traitement de la fièvre adynamique. L'extrait sec de quinquina, ou sel essentiel de Lagaraie, y est aussi mieux recommandé que les préparations de sulfate de quinine, lors même qu'on leur associe l'extrait gommeux d'opium. Quand l'état des membranes du cerveau exigeait des applications de sangsues, j'ai toujours remarqué que ce moyen avait été suivi du plus grand succès. Les vésicatoires, même dès le début de ces maladies, et l'emploi des acides minéraux pour les tisanes, ne doivent pas être négligés; la diète sur-tout doit être sagement maintenue, et c'est une chose assez difficile dans les colonies, où nous savons qu'une diète trop sévère ne peut être exigée, mais où règne l'habitude de surcharger les malades de crêmes et de nourriture, et où chacun, se croyant des connaissances en médecine, veut juger, agir et ordonner avec plus d'empressement encore que nos gardes-malades d'Europe les plus passionnées.

§ II. Fièvre ataxique et intermittente cérébrale pernicieuse.

Notre opinion sur les adynamies ne peut être appliquée aux fièvres ataxiques. Sous le climat des colonies, comme en Europe, il est difficile de soutenir leur essentialité. En les y observant, et sur-tout en interrogeant les nécropsies, l'on reconnaîtra, sans aucun doute, l'opinion de *Rasori*, de *Lallemand* et de *Georget* qui rapportent cette maladie et ses symptômes aux lésions de l'encéphale.

La fièvre ataxique, ou, comme nous l'entendons, l'inflammation des méninges et de l'estomac, semble se confondre dans les premières périodes de son début avec l'intermittente cérébrale pernicieuse, qui, dès le second ou le troisième accès, peut revêtir un type pernicieux continu. Le diagnostic de ces deux affections est alors délicat et fort difficile à juger. Cependant il ne peut échapper à l'attention d'un praticien exercé.

Il sera donc urgent de se rappeler le caractère particulier de ces deux affections, et après avoir examiné les lieux et les causes qui environnent le malade, de rapporter aux ataxies la vive douleur épigastrique, la rougeur et le larmoiement des yeux, la fièvre continue, l'état animé du facies, l'inégalité de la chaleur, les pénibles expirations, le bégaiement de la voix, la carphologie et un délire particulier : puis d'accorder aux intermittentes cérébrales pernicieuses, l'altération profonde des traits, la rémission, qui, non-seulement, n'est ici jamais complète, mais toujours de très courte durée ; ce qui leur donne un caractère continu que viennent aggraver des paroxysmes violents annoncés par le refroidissement, le délire durant les paroxysmes, et les sueurs qui marquent leur declin.

L'observation tend à prouver sans cesse, qu'au moindre trouble des organes, l'exaltation trop élevée des phénomènes de la vie détermine promptement la décomposition des

fluides et des solides ; aussi devient-il nécessaire de décider et d'arrêter de suite le diagnostic et le traitement de ces maladies.

Symptômes. Le caractère des intermittentes
cérébrales pernicieuses, formant un groupe de
symptômes plus particuliers aux colonies, il
me paraît convenable de les retracer ici ; leur
marche et leur intensité s'y reproduisent sous
un type entièrement propre à ces pays.

Sur les tempéraments les plus riches, un
trouble général suspend tout-à-coup l'ordre des
fonctions : les yeux s'obscurcissent ; quelques
vomissements ont lieu ; pâleur des traits, syncopes, refroidissement, perte de la connaissance ; une sueur froide imbibe le front et la
figure ; la respiration est pénible et compri-
mée ; les membres sont abandonnés ; les yeux
sont renversés et injectés ; le malade est couché en supination. Bientôt le paroxysme et le
retour de la chaleur sont accompagnés de convulsions générales et du réveil de forces
anormales : inquiétudes, menaces, délire fu-
rieux, langue pesante, rouge et animée, sons
mal articulés, cris, paupières tremblantes,
convulsions faciales, cheveux hérissés, réveils
en sursaut ; terreurs qui font frémir les assis-

tants ; chaleur brûlante , accablement des traits : il faut pour maintenir le malade , la puissance et la force de plusieurs hommes.

Plaintes , évolutions continuelles, membres palpitants, trismus des masséters , puis sueurs légères , avec refroidissement ; les boissons sont repoussées , les soins et les attentions irritent , et provoquent de nouvelles convulsions; pouls accéléré, mais plein et comprimé.

Si l'on n'apporte aucun secours , les paroxysmes suivants sont bientôt accompagnés de la prostration totale des forces , d'un délire avec coma , de la rugosité de la langue et de la paralysie des pneumogastriques. Le pouls devenu petit et fugitif disparaît avec la vie, et le court espace de quelques jours voit naître et se décider ces affections.

Réflexions et traitement. Dans la première période de ces intermittentes, la congestion cérébrale , et l'inflammation des méninges et de l'arachnoïde , ne peuvent être mises en doute : les autopsies d'ailleurs sont là pour les révéler. Le traitement le plus heureux consiste donc, lorsque le malade a été rappelé de ses premières syncopes, et que le paroxysme s'est développé, à combattre l'inflammation des membranes du cerveau : une saignée du bras doit être pratiquée , mais seulement dans l'intervalle des huit premières heures ; des applications de sangsues aux mastoïdes doivent encore être faites; enfin il est prudent de consulter pour ces émissions sanguines, l'état du pouls qui se dégage et se développe ordinairement sous leur influence , ainsi que les facultés de l'intelligence et la parole qui reviennent avec elles.

Ce traitement doit être appliqué avec autant de promptitude, que la première période de ces maladies est courte et rapide ; il doit être accompagné d'applications rubéfiantes aux extrémités, telles que la farine de moutarde, le *gingembre* et le sel mélangés dans le vinaigre , les vésicatoires ou l'application de l'eau bouillante à défaut de ces substances, et de lavements fortement purgatifs, propres à intervertir, par leur action et par une dérivation active, le trouble profond du système nerveux. Les lavements purgatifs ordinaires ne sont, dans ces cas, jamais suivis d'aucun effet ; ils ne provoquent même aucune évacuation ; les gros intestins sont anéantis et paralysés et le ventre est presque toujours météorisé. Le lavement qui m'a réussi le mieux et que je faisais administrer par moitié, trois ou quatre fois le jour jusques à ce que des évacuations copieuses eussent lieu et que la connaissance revînt, se compose d'une infusion de casse, de séné, de jalap et de sucre brut. Des frictions sur la colonne vertébrale et sur les faces plantaires des pieds avec une dissolution de sulfate de quinine dans l'esprit-de-vin, sont assez sagement indiquées. J'avais l'habitude d'aiguiser les boissons avec quelques gouttes d'acide sulfurique, et d'attendre au lit même du malade, la rémittence toujours si courte et si précieuse. Dès que la peau s'humecte et que les pulsations diminuent (car il ne faut s'attendre, ni à une intermittence complète, ni à des sueurs abondantes), il est indiqué de prescrire, sans hésitation, des doses fortes et rapprochées de sulfate de quinine. La potion suivante m'a procuré de nombreux succès.

Sulfate de quinine gr. xl ; faites dissoudre dans quelques gouttes d'acide sulfurique étendues dans trois onces d'eau, de manière à procurer une acidité agréable et à favoriser la dissolution ; puis ajoutez :

Ether sulfurique ʒj.

Extr. gom. d'opium gr.   js.
Eau de fleurs d'oranger   Ʒij.
Teinture de digitale pourprée, goutt. xx.
Sirop q. s.

A prendre par cuillerée à bouche, de demi-heure en demi-heure.

Sous l'effet de cette médication, la peau demeure humide, les sueurs s'entretiennent, et le calme renaît de moments en moments. Si la parole est difficile, les facultés intellectuelles incohérentes, et si le malade offre un état d'égarement, qu'il exprime comme s'il cherchait sans cesse à se rappeler quelque chose d'important qu'il eût oublié, ou si les regards conservent un caractère dur et réfléchi, de nouvelles applications de sangsues seront prescrites aux mastoïdes ; l'on aura recours encore aux lavements purgatifs et l'on appliquera entre les deux épaules un large vésicatoire. La potion doit être continuée les jours suivants à des doses décroissantes, et remplacée plus tard par le simple usage de la quinine.

Sous l'empire de ces moyens, la convalescence peut avoir lieu quatre jours après l'invasion, et c'est ainsi que dans ces contrées, la vie peut fuir et renaître en quelques moments. Le malade se relève de ces attaques profondes, comme s'il se réveillait d'un songe confus, comme s'il venait d'habiter un monde étranger ; il s'étonne lui-même et tout l'étonne auprès de lui.

Dans la première période de ces intermittentes cérébrales, qui, je le répète, ne sévissent que contre les tempéraments les mieux organisés, la saignée pourra paraître à beaucoup de praticiens, un moyen tout aussi pernicieux que le caractère même de ces maladies : mais si la vérité des autopsies ne peut les convaincre de l'état inflammatoire des membranes du cerveau, ils écouteront du moins l'observation, ce guide fidèle de la médecine, devant lequel s'effacent toutes les théories médicales et les mauvais systèmes.

Certes, une intermittente pernicieuse dépourvue d'éminents symptômes cérébraux, bien loin d'exiger aucune émission sanguine, réclame au contraire le stimulus, la tonicité du système nerveux et l'enraiement des accès ; mais lorsque ces affections aparaissent avec des symptômes cérébraux d'une prédominance marquée, et, qu'à leur début, les saignées, les applications de sangsues, soit aux mastoïdes , soit sur la muqueuse nasale , sont couronnées d'effets prompts et salutaires, il est du devoir et de la conscience du praticien de les adopter.

Dans les nécropsies de ceux qui avaient succombé à ces maladies , comme aussi de ceux qui avaient été enlevés par les fièvres adynamiques, j'ai toujours observé , à Sainte-Lucie , conjointement avec *mon honorable confrère le docteur Evans* , l'inflammation très prononcée des méninges et de l'arachnoïde. Des applications de sangsues aux parties que je viens d'indiquer , nous ont toujours été d'un grand secours dans la guérison de ces maladies. Nous aurons à revenir plus loin sur les congestions sanguines et sur les prédispositions inflammatoires du cerveau qui me semblent être doublement favorisées par les excès et la température , et peut-être même aussi par les causes de l'infection.

§ III. DES FIÈVRES INTERMITTENTES.

Complications. De toutes les saisons, et attaquant tous les âges , les intermittentes des colonies sont quelquefois accompagnées de gastrites, et plus souvent encore de gastralgies et de l'embarras gastrique. Elles sont alors caractérisées par une toux sèche et petite. M. *Broussais* a observé que ces toux avaient produit chez quelques sujets, à la longue, l'induration du parenchyme des poumons, et des exsudations albumineuses à la surface de la plèvre. L'hépatite les complique aussi quelquefois, et il est facile de s'assurer que les altérations chroniques du foie, du pancréas et du mésentère, n'en sont que les conséquences ordinaires.

Les colonies étant leur plus vaste domaine, elles s'y immiscent et s'y confondent avec presque toutes les maladies, attaquent les convalescents, et, après avoir été guéries sous le type quotidien, affectent quelque temps après des types *irréguliers*, *erratiques* et larvés. On peut les considérer comme *les fièvres protées* des Antilles ; elles deviennent sur-tout dangereuses et fort graves lorsqu'elles revêtent le caractère *sub-intrant-double-tierce*.

Étiologie. Presque tous les auteurs anciens et modernes ont écrit sur les intermittentes, et plusieurs d'entre eux les ont considérées comme périodiques. MM. *Rayer* et *Coutan-*

ceau pensent qu'elles sont le résultat d'une névrose de la portion cérébro-spinale du système nerveux, et M. *Broussais* les attribue à l'action que produisent le froid et l'humidité sur la surface du corps. MM. *Georges Kellie* et *Lallemand* doivent les envisager sous un point de vue tout particulier, puisqu'ils prétendent avec assurance les avoir guéries à l'aide de la compression par le tourniquet sur la circulation veineuse. Quoi qu'il en soit, les causes de ces affections me paraissent exister dans l'action du froid et de l'humidité, dans le dégagement des miasmes marécageux, dans les transitions de la température, la suppression des sueurs et les fatigues prolongées ; enfin, elles peuvent être produites par un trouble quelconque porté sur notre économie et perçu profondément.

De l'influence des vents. Les intermittentes quotidiennes poursuivent encore les habitants des Antilles jusques sur les montagnes et sur les plateaux les plus sainement ventilés : ce fait paraît étrange quand on considère que ces plateaux dominent au loin l'Océan, et que les vents qu'ils reçoivent en arrivent directement ; mais dès que l'on s'applique à méditer attentivement et à observer des causes, qui d'abord semblaient enveloppées d'obscurité, l'on parvient quelquefois à pouvoir les assujettir au raisonnement.

L'air qui se respire sur ces lieux est plus frais et plus dense ; son influence momentanée stimule les forces et donne au moral de plus vives impressions ; sa fraîcheur et sa mobilité renfermées dans de justes bornes, favorisent l'action de toute l'organisation ; mais trop frais et trop violent, il se change en vents funestes, qui activeront trop la respiration, transmettront un sentiment de gêne à toutes nos surfaces, troubleront les sécrétions de la peau et crisperont ses papilles nerveuses. La dépuration cutanée se fera mal, il y aura refroidissement de la périphérie vers le centre. Cette action comprime et accélère la respiration, détermine le trouble des fonctions, et donne bientôt naissance aux fièvres intermittentes. Là, le caractère de ces fièvres se montre, il est vrai, presque toujours éphémère, et l'on remarque que les habitants qui se sont acclimatés sur ces endroits découverts, jouissent d'une santé plus soutenue que dans les autres points de la colonie.

Le hâle des vents, joint à l'ardeur du soleil, donne alors à leur teint la couleur brune et foncée qui appartient à ces positions.

Traitement. Les préparations de quinquina, telles que le sulfate de quinine et le sel essentiel de Lagaraie, sont les médicaments les plus actifs que nous possédions contre les intermittentes.

Lorsque les fièvres sont accompagnées de toux, de gastralgie, de colites ou de bronchites, des applications de sangsues au-dessus des clavicules ou sur l'épigastre, ainsi que l'usage des boissons mucilagineuses, doivent précéder l'administration du quinquina. Des bains d'écorce de cette substance sont alors à recommander, et je dois à ce moyen la guérison d'un grand nombre de ces maladies.

Sainte Lucie possède, fort à propos, contre ses intermittentes, son excellent quinquina du pays, que j'employais ordinairement en bains, parce que je redoutais trop l'activité de ses principes vomitifs, pour le prescrire à l'intérieur. Je pense que le quinquina jaune est l'espèce à laquelle nous devons accorder la préférence, car je n'ai jamais eu, jusqu'à ce jour, l'occasion de faire usage de la variété analysée par M. *Bréra*, et dont les effets ont été très préconisés depuis quelque temps. M'étant trouvé plusieurs fois aussi dans l'impossibilité de me procurer du sulfate de quinine, j'ai fait usage contre ces fièvres, et surtout contre les intermittentes quartes, de la préparation suivante, connue depuis longtemps, et qui ne se retrouve plus dans nos formulaires nouveaux.

Prenez quinquina jaune royal,	ʒij.
Sel d'absinthe,	ʒij.
Sel ammoniac,	ʒij.
Emétique,	gr. xviij.

Mêlez et ajoutez sirop de chicorée et de rhubarbe q. s.; divisez en xvj doses. Prendre dans les jours d'intermittence trois de ces doses, une le matin à jeun, l'autre à midi, et la troisième à quatre heures du soir. Le jour de l'accès, l'on ne prend qu'une seule dose, quatre heures à peu près avant l'invasion.

Il est plus convenable de diviser cette préparation en pilules, ce qui la rend toujours plus facile à la déglutition, et préserve le malade du goût désagréable qu'elle lui laisse. Les boissons diaphorétiques, un régime prudent, le changement d'air, le vin de gentiane et de petite centaurée, aromatisé avec le safran oriental, sont des conseils qu'il est bon de ne pas oublier dans la convalescence.

Je me bornerai à ne décrire, dans l'article suivant, que l'intermittente *double tierce subintrante*, qui est la plus intéressante de toutes. Les désordres graves de cette espèce doivent être considérés comme appartenant aux colonies. La tierce et les autres variétés y sont bien naturellement endémiques; mais il suffit d'en signaler l'existence, car elles suivent une marche trop régulière pour leur accorder de nouvelles descriptions.

J'annonce seulement que lorsqu'elles débutent sur des tempéraments robustes, et qu'elles sont abandonnées à elles mêmes, elles tendent toujours à revêtir le type double tierce, et à préparer des désordres qu'il eût été facile de prévenir par un traitement ordinaire.

§ IV. INTERMITTENTE DOUBLE TIERCE SUBINTRANTE.

Conditions organiques qui peuvent en favoriser le développement. Les intermittentes doublés tierces sub-intrantes, très funestes pour les Européens qui arrivent dans les colonies, ne respectent pas toujours les habitants de ces pays.

Les Créoles qui ont été long-temps absents de leur patrie, y sont plus sujets à leur retour ; alors on les nomme ordinairement *fièvres d'acclimatement* ; tandis que les Européens, chez qui prédominent le tempérament sanguin et l'appareil gastrique, sont frappés par la fièvre jaune, avec laquelle ces intermittentes semblent, par un examen superficiel, offrir quelques rapprochemens. Cependant, depuis les observations et les travaux de nos honorables confrères qui ont exercé dans les colonies et sur le continent d'Amérique, il n'est plus permis de méconnaître les traits pathognomoniques de la fièvre jaune, ni d'adopter ces rapprochemens qui induisirent en erreur le docteur *Pugnet*, durant le court séjour qu'il fit à Sainte-Lucie. En effet, ce médecin crut y observer trois espèces de fièvres jaunes (Voyez Pugnet, p. 380). « Les indigènes, dit-il, la » contractent sous son mode tierçaire ; les » étrangers d'un tempérament faible, sous » son mode remittent *(ce qui n'est autre chose*

» *que la double tierce sub-intrante*), et les nou-
» veaux débarqués robustes, avec tout son
» appareil de continuité (*fièvre jaune*). Ces
» types différents, dit encore cet auteur, ne
» sont que des modifications qui reconnaissent
» une même cause, offrent les mêmes carac-
» tères essentiels, et cèdent aux mêmes
» moyens curatifs; c'est la fièvre jaune, quoi-
» que l'ictère ne se manifeste pas toujours.

Je n'ai jamais observé rien de semblable à
Sainte-Lucie : j'y ai vu des doubles tierces se
montrer toujours fort graves, des quotidiennes prendre le caractère sub-intrant, des tierces devenir hémitritées et même doubles
tierces en peu de jours, et les quartes et les
octoanes conserver leur type regulier.

Dans les cas où l'ictère ne se présente pas,
il est d'ailleurs des diagnostics différentiels
qui ne peuvent permettre cette erreur : les
vomissements bilieux et porracés appartiennent aux intermittentes doubles tierces sub-
intrantes, tandis que les vomissements noirs et
l'hématurie sont propres à la fièvre jaune.
Dans les intermittentes, la nature gastrique
et nauséabonde des sueurs est encore particulière, et dans la fièvre jaune les vomissements

noirs transmettent souvent des exhalaisons fades et ammoniacales qui indiquent, à l'approche du lit d'un malade, la terrible affection qui le tourmente ; ce qui n'a pas lieu pour les vomissements porracés. Lorsque les chambres sont étroites et peu aérées, les exhalaisons s'attachent au linge, aux papiers et aux vêtements des assistants. Le docteur *Evans*, mon collaborateur, et dont la clientelle s'unissait à la mienne, oublia, chez un malade atteint de fièvre jaune, des observations que je venais de lui prêter : ces feuilles séjournèrent vingt-quatre heures dans la chambre du malade, et lorsqu'il me les remit, nous pûmes remarquer l'un et l'autre qu'elles étaient fortement imprégnées de l'odeur des vomissements noirs.

L'exsudation sanguine à l'ouverture des cadavres peut être encore considérée comme un des phénomènes de la fièvre jaune, qui, comme toutes les autres maladies, sévit, à certaines époques, sur certains tempéraments et dans des lieux différents, avec plus ou moins d'intensité.

Il nous est arrivé plusieurs fois, dans les autopsies cadavériques, de voir le sang s'écouler avec une telle abondance et avec une si grande facilité, que lorsque nous commencions notre opération par une incision circulaire autour du cuir chevelu, dans le but de découvrir et de scier le crâne, nous étions contraints de nous arrêter, tant nous étions contrariés par la présence de ce fluide qui coulait en nappe et qu'il fallait continuellement étancher ou recevoir dans des vases convenables. Sous l'analyse des yeux, le sang paraît décomposé ; il est pâle et roussâtre ; lorsque l'on en dépose dans un verre il se coagule promptement et les bords du vase se colorent en jaune. L'on retrouve alors les organes et les cavités entièrement décolorés et comme lavés. Les poumons, l'aorte, le cœur lui-même, sont vides, anémiques et présentent une légère teinte jaunâtre. Les autres altérations sont trop connues pour être retracées ici ; revenons aux intermittentes qui ne doivent plus offrir pour nous aucune similitude avec la fièvre jaune.

Début. — Progrès. — Symptômes. La double tierce sub-intrante débute assez ordinairement avec la fraîcheur du matin ; elle est précédée par un malaise général, par la pâleur des traits, par un frisson intense et long ; suivi d'une grande chaleur.

Dès le premier accès, le pouls s'élève de cent vingt à cent cinquante pulsations, la langue est légèrement bilieuse.

Nausées, vomissements simples, accablement, horripilations ; urines rouges et briquetées vers la terminaison de l'accès ; les traits restent égarés et profondément altérés, le pouls demeure irrégulier, et le malade éprouve une faiblesse contusive dans les articulations et dans les lombes.

Le lendemain. avec le redoublement apparaissent des symptômes plus graves et fort alarmants : les nouveaux arrivés ont des vomissements verdâtres, à dépôt porracé, d'un vert souvent noirâtre, et les acclimatés n'ont, la plupart du temps, que des vomissements bilieux. Le pouls est petit, inégal. Cephalalgie sus-orbitaire, douleur des lombes et des hypochondres, suspension des urines ; peau brûlante et transmettant aux doigts une impression particulière ; évolution, soupirs, plaintes à chaque inspiration ; langue saburrale, large et épaisse, quelquefois légèrement colorée sur les bords, rarement épaisse et pointue ;

soif, nausées continuelles, vomissements, fatigue ; la tisane est rejetée, avec une couleur ou
jaune ou porracée, presque aussitôt après son
ingestion ; délire vague, loquace ; injection des
conjonctives ; face tantôt animée, tantôt abat-
tue ; toux sèche ; pupilles et cornée quelquefois brillantes et humides : aux approches de
l'intermittence, ces symptômes se dissipent
plus ou moins et le malade est inondé d'une
sueur copieuse.

Le troisième jour. — Deuxième accès. Quatre à six heures d'intermittence durant lesquelles le pouls conserve une agitation qui
tient aux désordres précédents.

Alors retour de l'accès le plus ordinairement sans frisson, plaintes, inquiétudes, cris,
douleurs et coliques dans la région ombilicale,
selles diarrhéiques, ou plus rarement constipation opiniâtre, perte totale de la connaissance. Ces désordres s'aggravent encore avec
le redoublement qui suit cet accès, à une
heure, à une demi-heure d'intervalle.

Au troisième accès, le stade d'intermittence
est encore plus court ; souvent au quatrième
ou au cinquième accès et quelquefois plus tôt,
si la médecine est inactive, ces fièvres ébran-

lent profondément le système nerveux, l'encéphale et ses enveloppes, étendent leurs ravages sur le canal intestinal et revêtent le type pernicieux continu.

Alors leur terminaison fatale arrive aussi promptement que celle de la fièvre jaune ; mais leur début, leur marche, leurs symptômes et leurs altérations matérielles sont loin d'offrir le moindre rapprochement.

Causes occasionélles. Réunies et concentrées à Sainte-Lucie, ces causes y sont toujours endémiques et soumises aux constitutions atmosphériques. Les pluies qui suivent la sécheresse, le commerce immodéré des femmes, l'épuisement des sueurs, les chagrins, les veilles, l'insolation, les excès de la table, comme aussi une mauvaise nourriture, l'abus des bains froids de rivière, favorisent également leur développement.

Moyens prophylactiques. Lorsque l'on a acquis la conviction que dans les pays chauds, la sagesse et les excès sont mieux comptés, relativement à la santé, que sous les climats tempérés, et que l'homme y recueille tôt ou tard leurs suites heureuses ou affligeantes, la prophylaxie y devient dès lors la partie la plus intéressante de la médecine.

Les moyens que je conseille, non-seulement comme préservatifs de ces intermittentes, mais encore de toutes maladies des colonies, sont : la propreté des vêtements et du corps, un exercice modéré, le réveil avec le jour et la jouissance de la fraîcheur du matin ; les ablutions dans l'eau légèrement tiède, dans l'eau de mer, rarement et pendant quelques moments seulement dans les eaux vives et courantes ; l'entretien de la liberté du ventre ; l'habitude insensible et graduée de l'insolation qui devient nécessaire à acquérir dans un pays où le soleil domine et se rencontre partout ; l'usage de la flanelle, une nourriture réparatrice et des vins généreux ; l'habitation dans une maison librement aérée, la privation des boissons trop fraîches et acidulées, ainsi que des liqueurs spiritueuses.

Ces règles conviennent non-seulement aux étrangers, mais encore aux acclimatés mêmes.

Bien à plaindre est l'Européen qui s'abandonne, en débarquant, à des excès nouveaux et faciles, ou qui, par des craintes mal fondées, changeant subitement ses habitudes, se livre à une abstinence rigide et outrée, que la peur et les regrets empoisonnent sans cesse !

Heureux, au contraire, celui qui, sachant

mesurer ses désirs à son tempérament, possède assez d'expérience pour savoir retenir ses forces ou les dépenser à propos et avec prudence !

Traitement. Il consiste dans les moyens suivants, qui sont adoptés ou modifiés selon les indications de la maladie :

Lorsque le premier stade de chaleur est accompagné de congestions cérébrales, de menaces d'inflammation des membranes du cerveau, l'on emploiera séparément ou conjointement les sangsues et la saignée, les lavements laxatifs ou purgatifs. Pendant l'application des sangsues, on peut mettre le malade dans un bain tiède et au sortir du bain, faire appliquer des sinapismes sur les extrémités inférieures, ou les recouvrir souvent de cataplasmes chauds et émollients; favoriser l'arrivée des sueurs en couvrant le malade, en évitant, dans sa chambre, tout courant d'air, et prescrire des boissons émollientes et quelquefois nitrées, composées avec l'*herbe grasse*, *la raquette sans piquants* (*cactus opuntia*), et acidulées avec le jus de citron ou un acide minéral.

Le lendemain, si la langue est devenue pâteuse et saburrale, un vomitif avec l'ipécacuanha est ordinairement suivi de bons effets. Lorsqu'il s'est écoulé quatre à cinq heures après l'effet du vomitif, sans l'apparition du deuxième accès, l'on peut administrer le sulfate de quinine à haute dose, ou en remettre l'emploi à la deuxième intermittence. Dans ce dernier cas, le médecin doit surveiller lui-même le moment de l'intermittence pour en profiter avec plus de succès.

Lorsqu'il juge nécessaire de ne pas recourir à l'administration de l'ipécacuanha, le mélange de huit grains de calomel et de vingt-cinq grains de sulfate de quinine, divisé par prises ou pilules de trois grains chaque et donné dans l'intermittence de demi-heure en demi-heure, prévient le retour de l'accès et procure une douce liberté du ventre.

Lorsque la perte de la connaissance a lieu dès le premier ou le deuxième accès, ces moyens doivent être plus énergiquement employés : on peut leur adjoindre des demi-lavements de quinquina, et l'application d'un large vésicatoire sur le centre cérébro-spinal, ainsi que des frictions largement étendues d'éther acétique et d'une dissolution de sulfate de quinine ; car, dans ces moments, le prati-

cien doit se garder sur-tout d'attendre pour
agir, et doit tout disposer pour profiter rapidement de la courte durée d'une intermittence
sub-intrante, après laquelle le paroxysme ne
tarderait pas à le surprendre et ne lui laisse-
rait que des regrets superflus.

Malgré les désordres et l'ébranlement pernicieux que ces accès impriment à toute l'économie, il est rare, qu'en suivant attentivement leurs progrès, on ne parvienne à les
maîtriser dès le troisième accès.

L'effet de la quinine les combat et les bou-
leverse tellement, que j'ai vu plusieurs fois un
dernier accès, après de fortes doses de ce médicament, sévir plus violemment que jamais,
pour disparaître ensuite au redoublement et
ne plus se montrer.

L'on reconnaîtra cet effet particulier, qu'il
faut se donner bien de garde de confondre
avec la marche pernicieuse et le danger crois-
sant de ces intermittentes, lorsqu'avant l'accès l'on aura eu le temps d'administrer d'assez
hautes doses de sulfate de quinine pour pouvoir être rassuré contre ces symptômes, qu'il
faut regarder comme la dernière lutte et les
derniers efforts d'une affection vaincue.

Si , dans la convalescence , la langue est animée et la soif prononcée , il faut continuer l'usage des tisanes émollientes ou rafraîchissantes , avoir recours au régime diététique et n'accorder que des aliments de facile élimination. Si, au contraire, la langue est saburrale, il sera toujours convenable de prescrire quelques laxatifs et de continuer plus long-temps l'usage de la quinine.

§ **V.** DOUBLE TIERCE SUB-INTRANTE , AVEC ICTÈRE. — SÉCRÉTION ET ABSORPTION BILIAIRES.

Complications. -- Symptômes. Ces fièvres peuvent encore affecter les tempéraments bilieux , avec des différences tranchées.

Chez ces sujets, les conjonctives sont jaunes et injectées, les paupières sont affaissées , la céphalalgie sus-orbitaire est lourde et insupportable, la langue est épaisse et muqueuse, jaune à son centre, rouge sur ses bords. La peau exhale une odeur nauséabonde et bilieuse ; l'haleine répand la même odeur, et à un tel point, que l'on croirait qu'il existe une viciation de l'exhalation pulmonaire, des voies gastriques et de la dépuration cutanée. Le malade vomit une bile jaune et presque pure, quelquefois verdâtre ; ses hypochondres sont très douloureux ; ses urines qui sont aussi jaunes que ses vomissements, teignent le pot de nuit et la chemise. Pendant ces états dangereux, la sensibilité est anéantie, et la vie semble vouloir fuir avec la vitesse du pouls.

C'est dans ces complications qu'il est bon d'associer le calomel au sulfate de quinine, et de l'employer même avant ce dernier médicament, afin de dégager les intestins et les canaux biliaires de la grande quantité de bile sécrétée durant l'accès. C'est ici qu'il importe encore de ne pas imiter l'ancienne médecine à laquelle il fallait toujours des préparatifs particuliers avant l'administration du quinquina, et qu'il est d'une impérieuse nécessité d'employer de suite le sulfate de quinine.

Mécanisme ; réflexions thérapeutiques. Dans les accès de cette intermittente, les spasmes du duodénum refoulent la bile vers le foie, et dans ces moments la résorption de cette humeur peut transmettre sa couleur jaune à toute l'économie ; mais parfois ces spasmes de l'intes-

6

tin et de la muqueuse du canal cholédoque
viennent à céder , et alors il s'épanche dans le
duodénum une abondante quantité de bile ,
qui bientôt est rejetée par les vomissements et
qui produit d'autres fois des selles et des coliques spontanées.

Il paraîtrait ici que ces désordres sont oc-
casionés par l'irritation des voies gastriques :
cependant ne peuvent-ils pas être uniquement
produits par le trouble général de toutes les
fonctions et de l'innervation , trouble déterminé , là même , par l'ébranlement nerveux
des périodes intermittentes ?

La thérapeutique de ces maladies et les succès constants que l'on en retire , décident , je
crois , victorieusement la question.

J'ai toujours arrêté les vomissements plus facilement avec la thériaque à l'intérieur, et à
l'extérieur avec des épithèmes fortifiants, avec
des applications froides et toniques, une solution de muriate d'ammoniaque dans de l'eau
fraîche et vinaigrée , que par le moyen des
sangsues et des applications chaudes et émollientes. Le carbonate de potasse et le sucre de
citron ne réussissent point à l'intérieur. Du
reste , la marche toujours menaçante et pro-

gressive de ces intermittentes , le temps alors si précieux pour le médecin , ordonnent l'emploi plus décisif de la quinine , que l'on peut administrer malgré les vomissements , et qui même, je puis l'affirmer, contribuera toujours à les arrêter.

§ VI. SCORBUT.

Symptômes diagnostiques. Les ecchymoses , les taches pulicaires et l'exsudation sanguine des vaisseaux capillaires , si communes en Europe , n'accompagnent ordinairement pas le scorbut des Antilles , probablement à cause de l'action particulière qu'exerce la température sur les vaisseaux exhalants et sur la peau.

Les symptômes que nous observons aux colonies , sont : la dyspepsie , la décoloration de la peau , la fétidité de la bouche , la fongosité des gencives livides à leur sommet, rouges vers leur base et leurs interstices ; la prostration des forces, la faiblesse des articulations, l'anhélation , l'anéantissement des facultés et des fonctions.

Le scorbut se rencontre si communément

dans plusieurs malheureuses colonies, qu'il peut être regardé comme une affection constitutionnelle de leurs habitants. Les scorbutiques sont rarement exempts d'ulcérations aux extrémités inférieures ; elles sont déterminées par les chutes, les contusions et par le moindre froissement ; elles occasionent, à leur apparition, de petites hémorrhagies et sont rebelles à la guérison.

Le scorbut peut accompagner les intermittentes, l'adynamie et la dysenterie. Dans ces deux derniers cas, le pronostic en est fort grave.

Causes. L'atmosphère chaude et saline des Antilles, les salaisons, la misère et les chagrins paraissent favoriser la naissance de cette affection, qui peut aussi provenir d'une assimilation imparfaite du chyle, ou paraître à la suite des irritations de la membrane interne du canal digestif, comme le pense M. Broussais (Phys., tom. 2, p. 457). Elle trouve souvent sa cause dans l'altération profonde et la décomposition chimique du sang et, peut-être le résultat de causes extérieures et accidentelles produites par la viciation de l'air et aggravées par les mauvaises eaux, l'humidité, les aliments malsains.

Quelquefois toutes ces causes, ou plusieurs d'entre elles, se combinent pour la production du scorbut, car il est rare qu'elles agissent isolément.

Thérapeutique. En général, la première indication à remplir est le changement d'air sur des lieux élevés, secs et ventilés ; ces avantages peuvent toujours se rencontrer dans les îles mêmes que l'on habite. L'on recommande ensuite, comme ailleurs, les végétaux frais, les plantes antiscorbutiques, telles que *le pourpier* et *l'herbe à couresse*, les boissons acidulées, les fruits aigrelets, les viandes rôties, les vins généreux, le coucher sur de simples matelas et le reveil avec l'aurore. Il est bon d'employer des frictions sur les reins et les articulations avec le rhum camphré ; d'insister sur l'extrême propreté du linge ; de prescrire des bains d'écorce de quinquina, des ablutions dans l'eau de mer, et la flanelle à nu sur la peau. Le médecin doit encore exiger l'enlèvement du tartre qui s'agglomère en corps étrangers autour des dents, et qui, en les disposant à la carie, entretient la fongosité des gencives ; il est même utile de porter, sur celles-ci, de légères scarifications, et de conseiller l'usage de brosses résistantes et de médicaments dentifrices ; comme, par exemple , l'alcool de cochlearia , l'eau-de-vie de Gayac , la teinture de quinquina à doses proportionnées dans une suffisante quantité de vin de Bordeaux , les poudres de charbon pulvérisé , de corail et de tartrate acidulé de potasse , les opiats et les gargarismes, etc , etc.

Nous parlerons dans les differentes espèces de dysenterie , de celle que l'on désigne sous le nom de *ténesme scorbutique* , afin de suivre plus d'ordre dans nos descriptions ; car cette maladie ne devrait véritablement être considérée que comme la terminaison funeste du scorbut.

CHAPITRE IV.

—

MALADIES LOCALES.

—

§ **I.** CONVULSIONS CÉRÉBRALES DES ENFANTS OU CONVULSIONS RÉMITTENTES DES COLONIES. — EMPLOI DE LA QUININE CONTRE CES AFFECTIONS. — ACTION DE CE MÉDICAMENT.

Considérations. A l'époque où les miasmes marécageux vicient l'atmosphère des Antilles, dans certaines années, les nouveau-nés et tous les enfants jusques à l'âge de la puberté, sont moissonnés épidémiquement par les convulsions.

Le caractère de ces maladies fut pour moi fort difficile à saisir. Il me fallut voir, observer et juger. Enfin, après une pratique longue et assidue, j'ai pu me convaincre que l'infection et l'absorption des miasmes marécageux avaient aussi sur l'encéphale et ses enveloppes, des effets incontestables. Le succès que m'a procuré, dans ces cas, le sulfate de quinine est trop précieux pour ne pas être soumis à la connaissance des médecins.

Conditions qui peuvent déterminer le développement de la maladie. Les convulsions dont les causes existent dans la constitution atmosphérique sont déterminées, tantôt par un exercice trop soutenu de l'imagination imprimé aux enfants par leur mère ou leur gardienne, tantôt sous l'influence de la dentition, et d'autres fois par l'exposition à une insolation trop ardente.

Les petites filles sur-tout sont plus sujettes à ces maladies, et je ne sais si cela provient, comme le soutiennent quelque auteurs, d'un développement plus précoce de l'intelligence, ou, comme il est probable, et comme j'ose le croire, d'une délicatesse plus prononcée des organes, d'une faiblesse propre, même dès l'âge le plus tendre, à la constitution en général du sexe et à celle en particulier du cerveau, de ses membranes et de son réseau capillaire. Quoi qu'il en soit, les convulsions sont plus opiniâtres et plus dangereuses sur les enfants du sexe féminin.

Prodrômes et symptômes. Leurs prodrômes sont des douleurs de tête que les enfans accusent en portant la main sur leur front ; la chaleur de cette partie et de tout le cuir chevelu ; le ballonnement du ventre, la tristesse interrompue par des pleurs et des cris, la fixité des yeux, et quelquefois la dilatation des pupilles.

Lorsque la congestion cérébrale a lieu, l'enfant se renverse en arrière ; les muscles du col, de la poitrine, du ventre sont raides et tendus ; les paupières tressaillent, le globe de l'œil est contourné en arrière. Spasmes de l'orbiculaire des lèvres, salive spumeuse, lèvres bleues, contraction des masséters, grincement des dents qui s'ébranlent et se brisent souvent, facies pâle et rapetissé, danse ou mouvement contractile des muscles d'un côté, quelquefois de l'articulation de l'épaule, du bras et de l'avant-bras, trismes des doigts, les fléchisseurs de la main la ferment et la font se contracter par secousses sur les objets qu'on lui présente. Si cette agitation continue pendant la rémission, ce symptôme est fâcheux et indique, comme on le sait, une inflammation profonde du côté opposé du cerveau. Le pouls est si rapide et dans un tel état d'agitation, qu'il est difficile souvent d'en saisir le nombre des pulsations, qui peuvent s'élever jusqu'à cent, cent soixante et davantage.

À cet état succède bientôt une rémission plus ou moins longue. Le retour du paroxysme est annoncé par des inquiétudes, par des évolutions, par l'état fixe des yeux, par la coloration du visage et du front, suivie un instant après d'une pâleur mate.

Les autopsies ne m'ont démontré que l'inflammation de l'arachnoïde, des meninges et du cerveau lui-même; plusieurs fois j'ai rencontré quelques traces d'inflammation vers l'iléon et le cœcum.

Remarques thérapeutiques. Vainement ai-je cherché d'abord à combattre ces affections avec les rubéfiants aux extrémités, les sangsues aux mastoïdes, l'éther à l'intérieur, l'eau émétisée, la résection des gencives, les lavements purgatifs, les réfrigérants sur la tête, les vésicatoires sur le centre cérébro-spinal, les frictions avec l'éther acétique et le sulfate de quinine sur les articulations et la colonne vertébrale, etc. Le succès de ces méthodes était loin de balancer les pertes que j'éprouvais. J'ai obtenu plus tard quelques succès avec l'éther à hautes doses, jusques à la quantité énorme d'une demi-once et d'une once en peu de moments, au point de procurer une ivresse antispasmodique.

Mes observations étaient à ce point d'indécision, lorsqu'au mois d'août 1831 ces convulsions prirent à Sainte-Lucie un caractère épidémique, d'une violence jusqu'alors inconnue. Presque tous les enfants en étaient frappés, et la mortalité devenait effrayante dans la ville de Castries. De nouvelles nécropsies ne m'apprirent aucun nouveau désordre.

Une des petites filles confiée à mes soins, luttait depuis trois jours contre la mort; elle était âgée de seize mois.

Une longue série de médicaments fut prescrite, après plusieurs consultations successives, l'on en vint même, sur la proposition d'un médecin anglais, à l'emploi de l'essence de térébenthine qui fut administrée à la dose de trois petites cuillerées à café dans l'espace de trois heures. Cet enfant délaissé des siens, et presque abandonné par mes faibles moyens, resistait encore aux approches de la mort avec une force de nature et de tempérament si prononcée que je ne crus pas devoir perdre tout espoir.

Les muscles de tout un côté (du côté droit) étaient sans cesse dans une danse contractile ; l'enfant ne témoignait aucune connaissance , la respiration était presque paralysée, les mâchoires étaient resserrées et les convulsions n'agissaient plus que sur un corps énervé, dont la sensibilité allait bientôt s'éteindre.

Je n'abandonnais pas cet enfant d'un seul moment; je le faisais soutenir à l'aide de quelques petites cuillerées d'arrow-root (fécule de Barbade). J'observai que sa peau se couvrait de sueurs froides par intervalles et partiellement : alors le nez, les genoux et les pieds se refroidissaient d'une maniere fort sensible. Le pouls conservait une vitesse filiforme. Je profitai de ces moments , et j'administrai moi-même une dissolution de douze grains de sulfate de quinine , dans trois onces d'eau vinaigrée, par cuillerées à bouche, de dix minutes en dix minutes. Ces paroxysmes à peine sensibles et qui se succédaient si rapidement, parurent s'arrêter. La peau devint généralement froide et humide, je continuai la quinine, et bientôt les convulsions cessèrent. La peau se couvrit d'une sueur abondante, et le calme reparut !   .

La santé suivit de près la convalescence ; mais l'œil droit de cet enfant demeura frappé de strabisme. Cette observation et beaucoup d'autres m'ont conduit à déterminer pour cette maladie le traitement qui suit.

Thérapeutique. Dès que ces convulsions apparaissent, il importe d'employer des applications de sangsues, et de leur adjoindre la série des moyens dont nous avons parlé ; mais si l'on voit échouer ce premier traitement et que les convulsions reparaissent une seconde fois, l'on ne doit jamais balancer d'avoir recours à l'usage du sulfate de quinine, et le moment d'agir est l'instant où la crise vient de se terminer.

Dans ces circonstances, la principale condition du succès, qui sera toujours constant et prodigieux, est d'employer ce médicament à des doses hardies. Sept et huit grains, par exemple, peuvent être donnés en quelques heures à des enfants soumis à l'allaitement. Quelques grains de calomel et de camphre peuvent être incorporés à la quinine ; ce mélange humecte et déterge la membrane muqueuse, détermine des évacuations sans tranchées, et préserve des engorgements si communs à la suite de ces maladies.

Quelques réflexions sur l'emploi du sulfate de quinine. Les résultats obtenus ici, par le sulfate de quinine, sont dignes d'attention. D'autres observations, dans les intermittentes, me porteraient presque à penser que ce médicament ne possède nulle propriété excitante ou inflammatoire, et qu'il se pourrait que son action ne fût uniquement dirigée que contre le retour des accès et des crises.

Huxam avait observé que le quinquina, comme il le dit lui-même, ne réussissait pas seulement en atténuant les humeurs, mais en fortifiant tout le genre nerveux. J'ai guéri, par le sulfate de quinine, beaucoup d'intermittentes, où durant les accès et pendant les intermittentes, la soif était vive et ardente, et j'ai vu, par les effets de ce médicament, s'éteindre et se dissiper, avec la fièvre, la soif, les douleurs épigastriques et les diarrhées colliquatives. Dans les inflammations du cœur, accompagnées de fièvre avec exacerbation le soir, de frayeurs nocturnes, de palpitations suffocantes, de cris et de visions; après l'emploi d'une ou de plusieurs larges saignées, j'ai toujours obtenu une prompte guérison en prescrivant, avant l'exacerbation du soir, de hautes doses de sulfate de quinine, vingt-cinq grains de cette substance réunis à vingt-cinq gouttes de teinture de digitale et à un grain d'extr. gom. d'opium, dans une potion de trois onces d'eau sucrée que l'on fait prendre par cuillerées, d'heure en heure.

Ces faits ne pourraient-ils pas engager à essayer la quinine dans un plus grand nombre d'affections périodiques et dans beaucoup de celles qui ne sont caractérisées que par des exacerbations. Mais il serait, je pense, inutile d'employer cette préparation à des doses ordinaires et comme craintives, selon l'usage de plusieurs praticiens. Le seul moyen d'obtenir des succès décisifs et incontestables, serait, suivant moi, de la prescrire à des doses très élevées.

———

§ II. AFFECTIONS DE L'APPAREIL DIGESTIF.

Article 1. — *Convulsions déterminées par la présence des vers lombrics.*

La présence des vers lombrics dans les intestins est un accident morbide, beaucoup plus fréquent aux colonies qu'en Europe.

On les observe sur-tout sur les enfants des classes ouvrières, et sur ceux qui sont livrés à leur propre volonté et à leurs caprices de gourmandise.

Les convulsions qui peuvent en résulter, affectent souvent un caractère de danger, qui se rapproche de celui des convulsions cérébrales.

Il est commun de voir, dans l'espace de quelques jours, des enfants encore en bas âge rendre, par les vomissements et par les selles, jusques à *quatre* et *six cents* lombrics. Des autopsies cadavériques m'ont plusieurs fois révélé la présence de ces animaux dans les intestins grêles, par multitude innombrable; il en fourmillait de tous les âges et de toutes les dimensions qui s'enlaçaient par pelotons et semblaient comme se multiplier sous la vue.

Étiologie et prophylaxie. Les fruits, les boissons aqueuses et la nourriture végétale, sont des causes qui augmentent la débilité des intestins et l'asthénie de l'estomac, déjà déterminées par les influences du climat.

Cet état des voies digestives favorise la naissance et le développement des lombrics. Les fièvres intermittentes y prédisposent aussi en laissant à leur suite la dyspepsie et l'engorgement des viscères. Il appartient donc aux chefs de famille de régler la nourriture de leurs enfants, de leur interdire l'usage des fruits crus et malsains, et de les soumettre, autant que leurs moyens leur en donnent le pouvoir, à des aliments de facile digestion, et à des boissons vineuses ou fermentées.

Traitement. Ces convulsions sont dissipées par des anthelmintiques, tels que la mousse de Corse, la racine du *papayer*, le sirop de la spigèle anthelmintique. Mais lorsque l'on soupçonne la présence d'une grande quantité de lombrics, soit que le malade en ait rendu plusieurs, soit que les convulsions revêtent un

caractère alarmant, le moyen le plus expédi-
tif est de faire prendre aux enfants, toutes les
heures, un demi-verre de jus de *semen contra*,
dans lequel on ajoute une cuillerée à bouche
d'éther sulfurique, d'huile de ricin et de
mélasse. Le ballonnement du ventre, qui
existe dans ces cas, et la présence des vers
qui se précipitent vers les gros intestins, indiquent l'emploi de quelques lavements purgatifs avec moitié eau de casse, quelques onces d'huile de ricin et moitié jus de *semen
contra*.

Ces moyens ont l'avantage de pouvoir être
donnés et continués sans aucun danger ; ils sont
toujours suivis d'un effet prompt et salutaire.

Lorsque les enfants ont été débarrassés de
ces énormes quantités de vers, ils conservent
pendant quelques jours de la fièvre et un accablement particulier ; j'avais l'habitude de les
soumettre à un régime sévère, à des crêmes
ou à des panades pour nourriture, et à une
tisane *d'herbe grasse* et de *pourpier*.

Il est encore utile, lorsque les enfants ont
recouvré la santé, d'employer plus tard, et à
des reprises différentes, quelques purgations
anthelmintiques.

Art. 2. *Colites et Iléites ; Volvulus.*

Division. L'intensité des inflammations du duodénum, du colon et de l'iléon, s'accroît avec les grandes chaleurs. Ces maladies se divisent *en deux ordres* : le premier renferme celles qui affectent une marche inflammatoire naturelle à l'élévation de ces températures, et le second celles qui sont le résultat des intermittentes.

Ordre 1er. — Invasion; résultat de l'autopsie cadavérique; thérapeutique. Les premières se développent avec une fureur implacable, préférablement sur les Européens qui, dès leur arrivée, se livrent à des excès. Les symptômes de ces affections déploient sur eux tout l'appareil de leur force et de leur souffrance; leur diagnostic est facile, leur pronostic grave, et leur durée n'est que de quelques jours. L'histoire de l'autopsie suivante retracera plus fidèlement que je ne pourrais l'exprimer, le tableau des lésions qui affectent et altèrent le canal intestinal.

Un mousse anglais, âgé de seize à dix-sept ans, faisant partie de l'équipage du navire *le*

Magnète, mouillé devant *Castres*, succomba, sur la fin de décembre 1831, à la suite d'une affection de ce genre.

Un médecin anglais l'avait soigné par le calomel à hautes doses, et jusques au point de salivation.

Le docteur *Evans*, étranger à ce traitement, ayant obtenu la liberté de pratiquer l'autopsie cadavérique de ce jeune homme, me pria d'y assister. Trois heures s'étaient écoulées depuis sa mort.

Encéphale. L'arachnoïde et la pie-mère sont enflammées et très-épaissies; les ventricules contiennent un peu de sérosité.

Thorax. Sain.

Abdomen. La muqueuse de l'estomac est pultacée, brune et se détache par plaques sous la pression des ongles. Le duodénum offre une invagination, au-dessous de laquelle est un ver lombric, plein de vie, malgré tout le calomel qui avait été administré. Ce médicament n'avait probablement pas franchi cette invagination. L'iléon, dont la muqueuse présente des traces d'une vive inflammation nous fait voir successivement six invaginations d'un pouce à un pouce et demi d'étendue. Le cœcum est le siége d'un rétrécissement bridé : le bout du petit doigt peut à peine s'introduire dans le canal de cet intestin.

Le volvulus ne borne pas ses ravages sur les hommes seulement, il règne encore épidémiquement sur les chevaux de ces contrées. Je ne l'ai jamais observé sur d'autres espèces d'animaux, mais ceux-ci y succombent d'autant plus promptement que l'on a recours pour eux à des moyens presque toujours irritants.

D'après l'histoire de ces inflammations et des conséquences qui en résultent, leur traitement doit être en rapport avec leur marche et leurs désordres.

Les saignées générales, les sangsues, les bains, la diète, les applications et les boissons émollientes doivent être combinés pour les vaincre dès leur naissance. J'ai vu dans quelques cas réussir le laudanum; mais il faut l'employer dès leur début et à doses assez hautes, comme le faisait *Sydenham*, pour assoupir entièrement la sensibilité et arrêter, par ce moyen, ou bouleverser la marche de ces inflammations dans la production desquelles l'innervation joue certainement un rôle très puissant.

Ordre 2e. —*Marche ; symptômes.* Après les premiers accès des intermittentes, dans certains cas, la langue devient pâteuse et la bouche nauséabonde, l'élaboration des aliments est irrégulière, le bol alimentaire arrive mal préparé dans les intestins.

Entre les accès, l'élimination trop prompte ou le chyme de mauvaise qualité irrite les intestins. Les coliques et les selles deviennent fréquentes, le pouls petit; la fièvre augmente de gravité, et la soif est pressante.

Alors ces inflammations dénaturent souvent l'intermittente; la peau devient sèche, et la fièvre prend un type continu.

La région sous-ombilicale est douloureuse jusqu'à l'hypogastre; la langue est vive et rouge, parfois lisse et plus animée vers son centre; les traits prennent un léger caractère abdominal.

Traitement. Si l'on avait le soin, dans ces affections, lorsque la langue et la bouche deviennent saburrales, de prescrire un vomitif avec l'ipécacuanha, l'on éviterait toujours ces transitions, ces métastases intermittentes sur les intestins: cette médication, du moins, m'a fidèlement réussi. Mais lorsque les colites et les iléites se sont décidées, je pratique aux malades d'une constitution robuste, une saignée générale ; je prescris l'application des sangsues au siége, les émollients à l'intérieur et à l'extérieur, et la diète la plus sévère.

Après ce traitement, j'observe quel est le caractère que conserve la maladie ; souvent ces moyens suffisent pour la faire entièrement disparaître ; d'autres fois elle reprend son type intermittent. C'est alors que je fais encore usage, avec succès, des bains de l'écorce du quinquina de Sainte-Lucie, et je ne me permets le retour au sulfate de quinine et à la médication des intermittentes, qu'après m'être convaincu que l'inflammation des intestins ne laisse aucune trace de sa présence.

Art. 3. — *La Dysenterie.*

Considérations générales. La dysenterie est endémique sous la zône torride.

L'expérience que je me suis acquise, dans les colonies, sur cette affection, me porte à admettre plusieurs espèces de dysenterie, savoir :

La dysenterie inflammatoire, qui est propre aux constitutions sanguines et vigoureuses.

La dysenterie scorbutique, qui n'attaque que les constitutions lymphatiques et épuisées.

La dysenterie muqueuse, qui affecte les tempéraments bilieux.

Parmi les auteurs qui ont traité de cette affection, *Zimmermann* avait particulièrement fixé mon attention. Il admet des *dysenteries malignes et putrides,* une *dysenterie lente,* une *dysenterie blanche,* une *dysenterie inflammatoire,* une *dysenterie des camps,* une *dysenterie humorique,* une *dysenterie chronique,* etc., etc., etc.

Il guérissait des malades en les purgeant d'abord avec le *tamarin,* puis avec la rhubarbe, à laquelle il accordait une vertu as-

tringente et fortifiante ; il en traitait d'autres
avec les émollients, les amandées, les solutions
de gomme arabique, les crèmes d'orge. D'autres
fois il variait les émollients avec la teinture de
rhubarbe, les infusions de camomille, et il disait
qu'il fallait tenter beaucoup de choses, tout
observer, tout comparer, et savoir en tirer
parti. Il s'était aperçu de l'apparition des maladies cutanées à la suite des cours de ventre. Il
fit usage aussi de la saignée, du vin de *sima-
rouba* qui lui réussirent encore ; enfin ses différents traitements dirigés contre ces espèces
de dysenteries furent presque toujours couronnés de succès.

Quoique les opinions de Zimmermann ne
soient plus celles de nos écoles , cet homme si
justement célèbre sera toujours digne d'une
haute considération ; et avant de condamner
ses opinions , il faudra songer qu'il guérissait
avec ses principes et sa méthode.

Les premiers dysentériques que j'avais soi-
gnés en Europe ne m'avaient offert que des
caractères inflammatoires ; mais sous un ciel
différent et sur des constitutions opposées, je
vis échouer les antiphlogistiques, et il me
fallut essayer diverses méthodes curatives, et

rechercher, dans l'usage d'autres médicaments, des résultats plus heureux.

L'un de nos médecins les plus distingués,
M. Chomel, dans son article du Dictionnaire
de médecine, croit que la dysenterie n'est
point contagieuse. Durant sa longue pratique
dans les hôpitaux, elle n'a jamais affecté ce
caractère ; mais il convient qu'il serait possible qu'elle pût, dans quelques cas, se développer par infection. Il juge dans ce même article
plus sévèrement de la fièvre jaune, et ne balance pas à la ranger au nombre des maladies
contagieuses. Quant à la non transmission du
ténesme dans les hôpitaux de Paris, il faut
considérer combien ces hôpitaux sont bien
ventilés et quelle admirable propreté y règne sans cesse ; il faut avoir égard aux mesu-
res scrupuleuses d'hygiène qu'y apportent
les médecins et les sœurs de charité, dont le
zèle et les attentions pour les malades sont
d'un secours inappréciable. Mais sur les habitations des colonies, souvent un seul nègre
affecté de ténesme a communiqué cette maladie, probablement et je le crois aussi par les
lois de l'infection, à la plupart des malades
retenus dans la même chambre que lui ; tan-

dis que je n'ai jamais observé qu'un individu frappé de fièvre jaune eût transmis cette affection à ceux qui l'entouraient et qui lui prodiguaient les soins les plus intimes. Les médecins qui ont exercé dans les colonies, savent combien les chambres des malades sont encombrées de visiteurs et de curieuses, et avec quelle peine l'on peut faire comprendre à ces importuns que leur présence vicie l'air, excite l'attention du malade, et ne peut que lui être défavorable ; cependant, malgré ces conditions la fièvre jaune ne m'a jamais semblé devoir soulever le moindrement la question surannée de la contagion.

Les colonies renferment en elles-mêmes toutes les causes qui peuvent donner naissance aux différentes espèces de dysenteries ; ces maladies peuvent encore être déterminées par la répugnance que produisent certains mets, par des aliments gras et succulents, par les veilles, la fatigue, les émotions violentes et les chagrins.

La thérapeutique doit être modifiée selon les symptômes et le caractère que nous offrent les dysenteries : aussi à la suite de la description de chacune d'elles en particulier, je placerai le traitement qui convient. Je me propose de décrire avec plus d'attention et plus de détails la dysenterie muqueuse, qui se rencontre plus fréquemment que les autres. Nous ne jeterons qu'un coup d'œil rapide sur les espèces inflammatoires et scorbutiques : nous ne devons y attacher, ni le même intérêt, ni la même utilité.

De la Dysenterie inflammatoire.

Symptômes. La dysenterie inflammatoire est accompagnée de fièvre qui se développe quelquefois avant, quelquefois après son apparition. La langue est rouge, sèche et ramassée ; elle est animée sur ses bords. Anorexie, soif pressante, yeux larmoyants, coliques ombilicales avec des exacerbations paroxymales, douleur fixe vers les colons augmentant sous la pression des mains, déjections sanguinolentes très douloureuses et par petite quantité à la fois. Ces symptômes n'offrent pas toujours la même intensité, et le pronostic est alors plus favorable. D'autres fois les désordres augmentent avec la seconde période ; la fièvre est alternée par des frissons,

le pouls devient plus fébrile, et l'inflammation peut se propager au péritoine, ou pour-
suivre ses ravages sur tout le canal intestinal.
Cette espèce de dysenterie peut aussi passer
à l'état chronique; dans ces cas elle est toujours
fort dangereuse, elle détermine bientôt le
marasme et la mort.

Traitement. La thérapeutique de la dysenterie inflammatoire ne consiste que dans la
méthode antiphlogistique. Saignée générale,
applications reitérées de sangsues, émollients
et diète, sont les secours qu'il faut employer
dès que le diagnostic en est bien établi. L'on
peut associer à ces moyens l'extrait gommeux
d'opium lorsque les périodes inflammatoires
ont été vaincues, et l'on doit éviter l'encom-
brement des malades dans les salles et les
chambres étroites ou mal distribuées. Cette
méthode sera continuée long-temps, car le
rétablissement ne s'obtient, fort souvent, que
par le changement d'air dans des lieux plus
frais, et quelquefois dans des régions plus
froides et plus tempérées.

C'est ainsi qu'à la suite de cette affection, et quelquefois encore de la dysenterie
muqueuse, nous avons été plusieurs fois ré-

duit à conseiller les voyages de long cours, et le séjour en France pendant des années entières. *Le mal de mer* agit salutairement sur ces maladies chroniques ; la température et la salubrité d'un nouveau climat achèvent d'accomplir leur guérison.

De la Dysenterie scorbutique.

Lorsque la dysenterie apparaît chez les scorbutiques, elle est ordinairement la terminaison mortelle de cette affection.

Tantôt elle est déterminée par les écarts de régime, par les aliments de difficile digestion, par l'atonie de la membrane muqueuse ; tantôt elle est le résultat du scorbut dans ses dernières périodes.

Dans le premier cas, l'infusion de la racine d'ipécacuanha réussit assez bien ; dans le second, qui se rapporte plus généralement aux vieillards, je ne connais pas de médicaments qui puissent être appliqués, même avec l'espérance du succès ; l'agonie est trop voisine et la mort inévitable.

Cependant, si le temps et la marche de cette affection le permettent, il sera convenable d'appliquer des vésicatoires aux extrémités inférieures, de fomenter doucement l'abdomen avec un mélange de teinture de quinquina, de camphre, d'huile et de laudanum ; d'administrer à l'intérieur l'extrait gommeux d'opium, la thériaque, les demi-lavements amylacés, et de faire prendre pour nourriture des crêmes légères de *moussache de Barbade*. L'on peut essayer d'enivrer les malades avec l'opium ou le laudanum : ce moyen a quelquefois réussi.

De la Dysenterie muqueuse.

Symptômes. Quelques jours avant le début de la dysenterie muqueuse, les malades sont abattus et insouciants, la bouche est pâteuse, l'appétit et la soif sont nuls, la tête est pesante : cet état s'accompagne de borborygmes, de coliques légères, de selles plus fréquentes qu'à l'ordinaire.

Lorsque ces dysenteries se sont déclarées et qu'elles ont pris leurs cours, la céphalalgie sus-orbitaire se dissipe, l'état de malaise disparaît, la bouche n'est saburrale que le matin. Les premiers verres de tisane enlèvent son mauvais goût , et peu de temps après , les malades sont tourmentés , non par la soif, mais par le désir des aliments.

La plupart d'entre eux ne peuvent supporter la diète ; le pouls est aussi régulier que dans l'état normal , seulement , après les tranchées et les selles , les pulsations se précipitent davantage , les déjections sont muqueuses et striées de sang vers la fin de la défécation.

Au bout de quelques jours , les malades sont défaits et asthéniques ; leurs garde-robes sont aqueuses et sanguinolentes , elles répandent des exhalaisons particulières.

Ils sont accablés par une telle faiblesse, qu'ils peuvent à peine soutenir la locomotion ; leur pouls est petit et précipité ; ils sont moroses et incapables d'aucune tension de l'imagination ; les yeux sont renfoncés et jaunâtres , les joues flétries et hâlées , les jarrets débiles et tremblants , les membres grêles , la peau sèche et terreuse , le ventre est déprimé ; les fessiers sont affaissés et ridés ; les déjections entraînent avec elles des gaz, des matières glaireuses et des portions abondantes de fausses membranes. L'appétit est porté quelquefois jusqu'à la voracité, et les moindres écarts de

régime déterminent de plus graves symptômes. L'estomac et le duodénum laissent à
penser qu'ils exécutent assez bien l'acte de la
digestion ; mais lorsque les malades ont pris
des aliments , ils ne tardent pas , quoiqu'ils
éprouvent alors quelques heures de bien-être ,
à s'apercevoir que le travail de la digestion
ne produit qu'une dérivation momentanée :
lorsque le bol alimentaire , toujours mal éla-
boré , parvient dans l'iléon et les gros intestins , ils sont d'autant plus affectés qu'ils ont
mangé davantage et qu'ils ont pris des boissons fermentées.

Les déjections sont en proportion des aliments et des liquides ; elles conservent même
les apparences et l'odeur des unes et des autres ;
jour et nuit elles interrompent le repos des malades et sont précédées par des coliques ombilicales , plus violentes , dont les effets font
pâlir et s'affaisser encore les traits déjà décom-
posés. Dans ces états, le rectum est le siége
d'une pesanteur désolante qui augmente pendant les selles et qui provoque le besoin pénible, le plaisir affreux de forcer involontai-
rement et de pousser des expirations plaintives
et gémissantes.

A ces symptômes succèdent, au bout de quelques semaines, le relâchement du sphincter de l'anus, la chute du rectum, qui nous indiquent le passage de ces affections à l'état chronique, la présence des ulcérations, et un désordre profond de la muqueuse.

Cette troisième période peut être suivie de la fièvre hectique, de l'infiltration des extrémités et de la mort, précédée par une courte adynamie.

Traitement. Il est convenable d'employer au début de ces dysenteries, la diète, les applications de sangsues au siége, et les tisanes émollientes, comme l'eau de riz, *d'herbe grasse* ou *de raquette sans piquants.*

De l'ipécacuanha. Mais lorsque ces moyens ne sont suivis d'aucun effet salutaire, le médecin qui pratique dans les Antilles, et qui connaît les propriétés admirables de la racine d'ipécacuanha contre ces affections, ne peut hésiter d'en prescrire l'infusion *à la manière d'Helvétius.*

Cette méthode consiste à jeter, le soir, deux ou trois petits verres à toast d'eau bouillante sur une quantité d'un à deux gros de cette racine, que l'on aura fait préalablement concasser. Le lendemain, l'on tire à clair cette infusion et elle se donne à jeun, par petits verres, de quart d'heure en quart d'heure, en ayant le soin de favoriser les vomissements à l'aide de l'eau tiède. L'on doit conserver le marc de cette première infusion, et chaque soir, pendant trois, quatre, cinq jours et davantage, verser dessus pour le lendemain matin une même quantité d'eau bouillante que la première fois.

Il faut, j'en conviens, avoir observé la vertu de ce médicament pour le recommander avec autant d'assurance, et oser l'employer avec toute la confiance qu'il mérite. Car il guérit seul et sans le secours d'aucun astringent, ni d'aucun narcotique ; il guérit sans que les malades observent la diète, même quelques heures après le vomitif, et sans qu'ils fassent usage d'autres tisanes que de l'eau rougie. Cependant la diète doit être toujours observée, et les malades ne devront se permettre pour toute nourriture que des crêmes de riz, de l'écule de Barbade ou de *choux-caraïbes*.

ACTION DE L'IPÉCACUANHA SUR LES MUQUEUSES,

Mes réflexions sur la nature et le siége de la dysenterie me firent redouter long-temps l'emploi de l'ipécacuanha, quoique plusieurs fois j'eusse été témoin des succès de ce médicament.

J'essayai son action sur les différentes muqueuses, et je m'aperçus qu'elle était de très courte durée et ne laissait à sa suite aucun résultat dangereux. Les fonctions de ces parties recouvraient promptement leur vigueur et leur intégrité : je l'observai sur les conjonctives ; une prise de quelques grains insufflée dans l'œil y produisit une vive phlogose ; la conjonctive se boursouffla, l'œil fut douloureux le premier jour, le deuxième il l'était moins, mais avec un sentiment de constriction que je ne puis dépeindre ; enfin le cinquième jour, sans avoir employé de collyre ni m'être soustrait aux impressions de la lumière, mon œil avait recouvré son état naturel. Son impression sur la muqueuse des lèvres fut peu sensible ; elle le fut davantage sur la muqueuse buccale et sur la langue : j'en fis encore usage

en gargarisme et je n'éprouvai que des nausées , puis un sentiment de chatouillement ,
une forte constriction et un dégoût insurmontable pour cette infusion.

Employée sur le sphincter de l'anus et en
lavements très légers, elle détermina sur ces
parties une démangeaison et une constriction
plus prononcées. J'en pris à l'intérieur; le premier jour j'eus des vomissements et quelques
déjections ; une heure après son effet , je me
livrais à mes habitudes et à mes occupations ;
le lendemain je vomis encore ; le troisième
jour , le quatrième et le cinquième les vomissements n'eurent pas lieu , mais j'éprouvais
un surcroît de ton et de vitalité; les sueurs
copieuses que le climat déterminait chez moi,
diminuèrent ; ma peau n'était plus qu'humectée légèrement par une douce moiteur ; mon
appétit s'était développé et j'éprouvais une
constipation plus opiniâtre que de coutume.

Ce médicament agissait-il , comme on le
pense généralement, en produisant une métastase inflammatoire sur l'estomac , ou en
portant par une vertu spécifique une action
astringente sur la muqueuse des gros intestins?

Une épidémie violente de dysenterie et la

détresse d'autres moyens me mirent dans la position d'éprouver encore cette racine. Je concentrai, sur certains dysentériques, toute son action ou du moins sa plus grande action vers l'estomac, en l'administrant en quantité plus forte et en provoquant par l'eau tiède des vomissements réguliers et suivis.

Sur d'autres je me contentai d'un seul vomissement, et je précipitai toute son action sur les intestins à l'aide du thé pris chaudement par petites tasses de quart d'heure en quart d'heure. De cette manière j'obtins des selles fréquentes le premier jour, rares le second et nulles le troisième. Cette dernière méthode m'a toujours mieux réussi : dès le premier jour la sanguinolence des déjections disparaissait ; celles-ci devenaient plus consistantes, puis noirâtres et muqueuses ; leur odeur caractéristique et la chute du rectum disparaissaient aussitôt.

Une multitude d'autres faits et d'autres observations m'ont convaincu que l'action de cette infusion ne change ni ne dénature, d'une manière dangereuse, ces états des intestins que l'on pourrait comparer à l'état saburral de l'estomac et aux embarras gastriques.

Bien au contraire, elle détermine immédiate-
ment un calme parfait , et en peu d'heures tout
change pour les malades. La peau devient hali-
tueuse et le sommeil reparaît; l'absence des déjections , une force nouvelle, l'activité des organes , l'espérance , les reportent vers la certitude
d'une guérison prochaine. La santé que chaque
moment leur ramène, nous démontre que l'ipécacuanha n'agit point en modifiant et en dégui-
sant ces maladies, car les dysentériques, en n'ac-
cusant qu'un mieux accidentel, éprouveraient
encore un état anormal qui nous indiquerait
que leur affection n'est pas entièrement dispa-
rue. Nous reconnaîtrions aussi à la mauvaise
élaboration des digestions, à l'état du ventre, à
la douleur produite par la pression sur les colons
transverses, ascendants et descendants, à l'état
et à la couleur de la peau : à la rougeur des pommettes que l'affection que nous combattions
existe encore, ou qu'elle a pris d'autres armes.
Loin de là, les guérisons de ces malades sont
certaines et sans réplique. Nous en connaissons
un grand nombre qui ne doivent leur existence
qu'à ce médicament et qui n'ont cessé , depuis
ce moment, de jouir d'une santé parfaite.

Il est à remarquer que les malades qui ont

éét sauvés par cette méthode , conservent une reconnaissance encore plus particulière pour cette substançe elle-même que pour le méde-cin qui en a prescrit l'emploi; tant l'ipécacuanha agit directement contre ces affections , et tant ses effets salutaires sont faciles à percevoir!

§ III. AFFECTIONS DE L'APPAREIL HÉPATIQUE.

Article 1. — *Ictère ou Jaunisse.*

Les partisans de la fièvre jaune rémittente et intermittente, disent avoir rarement observé la jaunisse; mais c'était probablement lorsqu'ils prenaient des intermittentes pour la fièvre jaune, car dans cette dernière affection il est au contraire fort rare qu'elle ne se manifeste pas.

La fréquente apparition des jaunisses est rapportée par nous à l'exquise sensibilité du foie, au travail laborieux de la circulation veineuse, et au genre de vie de ces pays.

L'ictère peut accompagner les intermittentes et naître par la constriction du duodénum et le refoulement de la bile, dont nous avons parlé à l'article double tierce sub-intrante. Il peut être aussi le résultat des inflammations du canal intestinal qui determinent à leur suite des hépatites chroniques. Tantôt il ne se déclare qu'après les premiers accès d'une intermittente et d'autres fois ne se montre que lorsque les accès ont été coupés, que lorsque la fièvre a cessé.

Les Créoles qui ont toujours une tendance plus ou moins prononcée aux hépatites, le contractent plus facilement que les Européens nouvellement arrivés.

Symptômes. — Causes qui entretiennent la maladie. — Désordres des autres organes. Les conjonctives s'injectent en jaune pâle ; les commissures des lèvres, les ailes du nez, les pommettes, les paupières et le front révêtent une couleur semblable à celle du chlore et qui donne à l'ensemble des traits un aspect tout particulier. L'expression du facies est égarée, plombée, alongée et semble exprimer l'étonnement.

Les indigènes qui ayant été sujets aux gastrites et aux hépatites, les ont laissées passer à l'état chronique, ou qui les entretiennent par des excès, ont habituellement les conjonctives et les parties supérieures du corps teintes en jaune, souvent même d'un jaune noir et hideux à la vue.

Leur tempérament est alors tellement affaissé et épuisé, qu'ils peuvent entretenir ces inflammations chroniques sans qu'elles se raniment et sans qu'elles produisent sur eux des désordres aigus. Ces surexcitations sont même des besoins, et accablés qu'ils sont par la paresse que déterminent ces états, ils ne peuvent apprécier que des mets épicés et excitants : c'est l'irritation sans cesse entretenue qui soutient leur chétive existence. Ils ne veulent ni renoncer à leurs plaisirs passés, ni se priver des jouissances présentes, et se *ragaillardissent* chaque jour avec le punch, le tabac, le sang-gris et les pimentades.

Mais cependant au bout de quelques années, les viscères se désorganisent, la circulation languit et l'absorption cesse. Les veines et les artères sur-tout sont quelquefois gorgées d'une si grande quantité de sérosité, que leurs calibres augmentent considérablement de volume. Le cœur et les gros vaisseaux se dilatent, leurs pulsations deviennent plus fortes; les poumons s'empâtent, s'hépatisent, et bientôt surviennent l'œdème des extrémités, l'anasarque, l'ascite, l'hydrothorax et la mort.

En reportant quelque attention sur ce que nous venons de voir, nous sentirons l'importance que nous devons attacher à dissiper l'ictère qui naît à la suite des fièvres et des autres affections.

Les malades ne peuvent être soumis à un régime diététique trop sévère!

Après s'être rendu compte de l'état du foie et des voies gastriques, l'on prescrit les applications de sangsues jugées nécessaires, une nourriture végétale, des pilules fondantes et une boisson mucilagineuse; un exercice modéré, l'équitation au pas du cheval, les distractions passagères, l'éloignement de tout travail et de toute occupation sérieuse.

Art. 2. — *Hépatite et ses variétés.*

Rien de plus commun, dans les Antilles, que la série des affections du foie dont *Morgagni* nous a dépeint depuis long-temps l'histoire et les variétés. On peut les observer à Sainte-Lucie dans un court espace de temps sur tous les âges. L'enfance, le sexe féminin et la vieillesse y sont cependant moins exposés que les jeunes gens et les hommes d'un âge mûr.

Nous nous occuperons successivement des hépatites aiguës et chroniques, des hypertrophies et des abcès du foie, des conséquences qu'ils déterminent sur les autres organes.

N'envisageant ces affections que par rapport aux colonies, nous regardons comme inutile de remonter à leur histoire scientifique : nos détails ne sont applicables qu'à la pratique; ils seront nécessairement courts et précis.

Symptômes, Diagnostic. Les symptômes des maladies du foie doivent se diviser en ceux qui comprennent les hépatites aiguës et en ceux qui caractérisent les hépatites chroniques et les hypertrophies anciennes de cet organe.

La dyspepsie, l'ictère, la sécheresse de la peau, la douleur de l'hypochondre droit, la fièvre avec paroxysmes, l'amaigrissement, la constipation, et s'il y a ictère, la couleur blanche et laiteuse des selles, appartiennent également à ces deux ordres d'hépatites.

La fièvre forte et continue, la douleur sympathique du côté droit de l'épaule, et quelquefois l'imposibilité de soulever le bras, la dyspnée et un sentiment d'angoisse pendant les inspirations, sont plus propres aux hépatites aiguës; tandis que les hépatites chroniques où prédomine l'hypertrophie révèlent plus ouvertement encore leur longue et pénible existence.

Chez ces malades, la peau est rude et terreuse aux parties supérieures du corps ; les membres sont grêles, l'hypochondre droit est tendu ; quelquefois l'hypochondre gauche et la région épigastrique le sont aussi et le ventre est bombé vers la ceinture. La poitrine est resserrée, maigre et voutée, la respiration est haletante, le facies est abdominal et plombé ; la langue est animée, les lèvres au contraire sont décolorées; les conjonctives sont injectées d'un jaune noirâtre; le regard est féroce et les traits dé-

taillés sont petits et vieux ; le côté droit est le
siége d'une chaleur plus élevée et le pouls de
ce côté bat souvent plus promptement que de
l'autre.

Transitions et Terminaisons. Les hépatites
sont susceptibles de passer promptement à
l'état chronique, car elles perdent ordinairement leur caractère aigu huit à dix jours áprès
leur invasion. Elles se terminent par résolution,
par suppuration, par abcès : elles peuvent
passer à l'état d'hypertrophie et d'induration
et rester ainsi durant de longues années ; cependant il faut observer que lorsqu'elles passent à l'état chronique, leur pronostic est
toujours fâcheux par rapport aux colonies.

Abcès. Des hépatites mal dirigées, récentes
ou chroniques, les chutes et les contusions sur
le côté droit peuvent déterminer des abcès du
foie, plus ou moins volumineux. Ces abcès
pourront parcourir leurs différentes périodes
dans quelques septénaires, selon les disposi-
tions et la constitution des tempéraments qu'ils
affectent. Dans les hépatites chroniques, les
abcès qui se déclarent sous le stimulus de
quelques nouvelles sur-excitations, peuvent
menacer les organes voisins, et dans ces ma-

ladies, le foie contracte des adhérences tellement étendues et singulières, qu'il faut les re-
trouver soi-même sur le cadavre pour y croire
sans réserve.

Cet organe s'unit intimement au diaphragme
et aux anses des épiploons; il recouvre souvent
totalement l'estomac, remplit toute la région
épigastrique et une partie de l'hypochondre
gauche. Deux fois je l'ai rencontré si intimement
réuni à la rate, que cette étroite adhérence
n'était indiquée que par une ligne d'une nuance
légèrement foncée, douce au toucher et qui
n'était sensible qu'à des yeux exercés.

Les abcès dont les foyers se décident dans
les portions qui sont adhérentes au diaphragme
et à l'estomac, peuvent s'ouvrir dans l'un ou
l'autre de ces organes. Cependant il arrive
plus communément qu'ils traversent le diaphragme et qu'ils s'épanchent dans le côté droit
de la poitrine ; ils sont rejetés par l'expectoration ou par le vomissement. L'on compte des
guérisons par cette double voie.

Désordres des autres organes. L'inflammation
que ces abcès propagent au diaphragme, aux
plèvres et aux poumons, peuvent provoquer
d'assez abondantes hémoptysies et simuler la

phthisie pulmonaire, car les crachats qui se décident peu de temps après, n'offrent pas toujours la couleur lie de vin particulière aux suppurations du foie.

La compression et le tiraillement que déterminent l'hypertrophie et les adhérences de sa face convexe et supérieure, peuvent seuls occasioner des maladies de l'estomac et des viscères contenues dans la poitrine, en refoulant ces organes et en contrariant la liberté de leurs fonctions.

La rate et les glandes mésentériques participent à ces altérations. Les fonctions de la rate sur-tout m'ont toujours paru particulièrement liées à celles du foie, et leurs désorganisations étaient toujours en rapport de comparaison : alors les affections de la rate étaient l'induration , l'hypertrophie et un état de mollesse pultacée avec couleur lie de vin ; ces ramollissements s'observaient plus particulièrement chez les personnes que tourmentaient les chagrins , la nostalgie , les ennuis , et qui se livraient à l'abus des boissons spiritueuses ; dans ce dernier cas, le foie lui-même était hypertrophié et son parenchyme entièrement parsemé de granulations.

9

Étiologie. M. le professeur Broussais pense que le mouvement organique du foie lorsqu'il est trop exalté (Phys., t. 2, p. 373) est la cause de presque toutes les maladies de cet organe. Il croit que beaucoup de dégénérations ne lui sont communiquées que par l'irritation qu'il reçoit du canal digestif. Ce principe suffisamment étayé par l'autorité qui l'avance est encore plus sensible et plus frappant dans les colonies. Il le devient sur-tout dans certaines Antilles anglaises où il est d'usage de boire avec une immodération *toute nationale*, et où les autres hommes, qui d'ailleurs ne se livrent pas aux excès de la table, n'ont souvent, comme nous l'avons déjà dit, qu'une nourriture mal-saine.

Les voies gastriques se trouvent, pour les uns comme pour les autres, dans un état plus ou moins grand d'excitation, et de là naissent fréquemment des gastrites, des colites et des dysenteries. Ces incendies entretenus ou mal éteints, communiquent bientôt leurs désordres aux organes voisins, et le foie, qui y est plus disposé que les autres par la nature de ses fonctions, ne tarde pas à y participer.

Le mouvement organique de ce viscère est

encore exalté sans cesse sous les conditions de la température. Nous rapporterons à cette dernière cause les hépatites qui tourmentent les enfants, les femmes et les individus de tout âge qui ne s'exposent à aucun genre d'excès. Elles différeront donc essentiellement quant à leur origine, de celles qui sont le résultat des inflammations du canal digestif, car elles prennent naissance dans le climat lui-même.

Sous cette double condition, le foie se trouve menacé, tant comme modificateur de la circulation veineuse, que par les communications qu'il entretient directement avec l'estomac et le duodénum au moyen du système de la *veine porte* et du *canal cholédoque*.

Dans quelques cas, cependant, les hépatites prennent naissance à la suite des chagrins et des autres affections de l'ame, ce qui donne à ces maladies, comme à tant d'autres, leur place dans les classifications morales.

La chlorose chez les filles qui végètent dans le célibat, peut occasioner des engorgements du foie et de la rate, et lorsque ces états s'aggravent aux périodes mensuelles, le foie peut éprouver des surexcitations dangereuses.

Le passage ou le réveil d'un état de langueur et de repos, si naturel aux colonies, à des excès ou à des plaisirs violents, peuvent encore déterminer ces maladies ou les rendre funestes. Ils imposent trop brusquement une vie active et inflammatoire à des organes habitués à la paresse et à l'indolence.

Thérapeutique. Le traitement général de ces affections est celui de toutes les maladies inflammatoires. Les saignées, les sangsues, les mucilagineux et les émollients sont employés avec succès contre les hépatites aiguës; tandis que dans les hépatites chroniques avec hypertrophie ou induration de l'organe, il doit consister plus particulièrement dans les diurétiques, les fondants à l'intérieur et à l'extérieur, l'application d'emplâtres de *vigo cum mercurio* sur la région du foie, et dans les boissons diaphorétiques.

Lorsqu'un abcès se déclare et qu'il se trouve assez favorablement situé, l'opération n'en doit jamais être différée, et dans ces cas elle doit être doublement éclairée par les symptômes intérieurs et par le diagnostic extérieur. Dès que les premiers crachats hémoptiques apparaissent, il est urgent de pratiquer une ou plusieurs saignées du bras; ce moyen dégagera le poumon droit de l'irritation déterminée par la fusion de l'abcès et facilitera l'expectoration du pus.

Les malades seront alors soumis au régime le plus sévère; il leur faut garder le lit et la position horizontale. J'ai l'habitude de ne leur accorder pour toute nourriture et toute boisson, que des infusions mucilagineuses coupées avec moitié lait de vache.

Il est encore très important, dans le traitement des affections du foie, de considérer qu'il est peu d'habitants des colonies qui ne soient plus ou moins affectés d'hypertrophie, de granulations, ou de quelque état anormal de cet organe. Car ces maladies présentent souvent, dans une affection qui semble nouvelle, une marche dont la gravité et la violence sont en raison de l'état de la lésion précédente.

Je rapporte ici, comme complément de ce que je viens de dire, quelques observations qui se rattachent à ces affections. J'aurais désiré pouvoir en offrir un plus grand nombre; mais dans la colonie où je les ai recueillies, les fatigues de la clientelle nous transportent en un jour d'un lieu vers un autre très éloigné,

les routes sont longues et pénibles , et il est difficile d'y compléter les travaux qu'exige la
science.

OBSERVATIONS.

1re *Observation*

D'UN ABCÈS DU FOIE QUI A FUSÉ DANS LA
POITRINE.

MORT.

Louis , homme de couleur , âgé de 31 ans ,
avait éprouvé , depuis deux ans , une hépatite
sans ictère. Depuis cette maladie , il n'avait jamais recouvré la santé dont il jouissait aupa-
ravant : quatre années s'étaient écoulées ainsi.
Trois mois avant d'avoir recours à mes soins ,
il avait senti que son mal s'était aggravé; mais,
par insouciance ou par négligence , il avait dif-
féré de m'appeler , lorsqu'il éprouva plusieurs
hémoptysies successives qui l'y décidèrent, le
30 août 1830.

Tempérament bilieux , constitution grêle , stature élevée , membres fluets , alongés ; facies pâle et soucieux, physionomie vieille ; diminution , atrophie des muscles du visage , rides; tension des cartilages du nez , nez pointu, ouverture des narines d'un jaune livide. Le pouls est petit et fréquent , la peau terreuse et chaude , *la chaleur et la circulation sont plus développées du côté droit; du même côté, matité de la poitrine* ; bombement des côtes vers la cloison du diaphragme ; douleur pénible produite en frappant avec les doigts sur la voûte des fausses côtes ; quintes de toux , dyspnée , crachats purulents à stries sanguinolentes. La partie inférieure du foie semble naturelle au toucher ; sa portion supérieure et les côtes qui la recouvrent sont tendues et élevées : elles font supposer des adhérences. Le poumon droit est muet à l'auscultation ; son extrémité supérieure seulement siffle avec peine. Le poumon gauche est jugé sain dans toute son étendue. En faisant pencher le malade sur le côté droit, la fluctuation est sensible entre les 7e et 8e côtes, qui sont plus voûtées que les autres.

Une incision d'un pouce de longueur entre ces côtes, évacue la poitrine d'environ 7 à 8

pintes d'un pus blanc , floconneux et d'une
odeur très fade. Dès lors, soulagement, diminution de la toux , nuit calme.

Crêmes légères pour nourriture , boissons
émollientes lactées.

Deux jours après l'opération, la plaie exhale
une forte odeur de carie, que l'abondance de
la sortie du pus avait probablement empêché
d'être perçue le jour de l'incision. Le malade
cependant continue de mieux aller ; il assure
être bien. Au bout de huit jours , il retrouve
assez de forces pour se lever et faire un tour
dans sa chambre. Mais bientôt la fièvre qui n'a-
vait pas cessé d'exister, se rallume avec plus de
force , le marasme est à son comble, les exhalaisons de l'abcès sont insoutenables ; frissons,
étouffements , perte de connaissance , sueurs
froides. Mort, le 23 septembre.

Nécropsie , neuf heures après la mort.

Habitude extérieure. La partie supérieure
du corps est d'un jaune sale et grisâtre , le côté
droit est bombé et donne un son caverneux,
les lèvres de la plaie sont blafardes : en y in-
troduisant le doigt , on sent la carie de la côte
inférieure.

Cavité pectorale. Le thorax ne présente que onze côtes. La poitrine est saine du côté gauche. Le poumon droit, dans son quart inférieur, *est détruit presque en totalité* par le contact et l'imbibition du pus. Il est hépatisé dans ses trois quarts supérieurs ; la plèvre est considérablement épaissie : dans plusieurs points elle est altérée et presque détruite ; une demi-pinte de pus est entre cette membrane et le poumon.

Le diaphragme, dans la partie qui correspond au foie, présente une ouverture frangée, longitudinale, d'un pouce d'étendue ; le foie est uni à cette ouverture ; les adhérences sont si parfaites, qu'il faut aller reconnaître les désordres par l'abdomen.

Cavité abdominale. Le foie est dans une désorganisation complète : d'un côté, il est énormément développé, et de l'autre il est détruit presque en totalité. Sa face péritonéale est rongée, caverneuse et parsemée d'interstices purulents. Sa portion diaphragmatique est hypertrophiée et intimement adhérente au diaphragme. Il existe dans cette portion un large foyer purulent qui communique avec la cavité thoracique. Sa face convexe est aussi très développée : tout son parenchyme n'est plus qu'un tissu de granulations. La vésicule biliaire est pleine. Sa membrane interne, après avoir été lavée, semble épaissie et d'un rouge foncé ; les canaux biliaires sont injectés. La huitième côte présente une carie partielle : mais la neuvième et la dixième, *dont les téguments sont entièrement détruits, tombent en déliquium* sous les doigts, tandis que la onzième et ses téguments sont sainement conservés.

La rate est à l'état d'induration : les autres viscères n'offrent point d'altération remarquable.

Réflexions.

La maladie de Louis offre un de ces abcès du foie les mieux caractérisés, tant sous le rapport de la désorganisation d'une portion de cet organe, que sous ceux de son hypertrophie, de ses adhérences avec le diaphragme, et de la fusion du pus par cette cloison dans la cavité de la poitrine. L'empyème, recommandé seulement par une semblable extrémité, fut infructueux, mais il prolongea mécaniquement de quelques jours la vie du malade. Les crachats et le pus contenu dans la poitrine et dans le foie lui-même , n'avaient aucune apparence de couleur lie de vin.

Il est probable que si des soins antérieurs et bien dirigés eussent été donnés à Louis , l'abcès n'eût point atteint un développement aussi considérable. D'ailleurs , existant à la région supérieure du foie, le gonflement et la fluctuation, le sentiment douloureux et animé de cette partie, conjointement avec le diagnostic intérieur , eussent indiqué une incision sur cet endroit.

Les inflammations du foie vers cette région, et ses adhérences avec le diaphragme , se rencontrent très communément. L'on doit, dans ces cas, les attribuer à la position naturelle du lobe supérieur , aux mouvements de la respiration et des centres phréniques qui favorisent, dans ce lieu, le développement inflammatoire, et en excitent le progrès par leur abaissement et leur élévation continuels.

L'état avancé de cette maladie, les désordres que l'autopsie nous a retracés , excluaient tout espoir et toute probabilité de réussite. L'observation qui suit , nous prouvera que dans de semblables affections , lorsque les soins sont apportés au début de la maladie, il est quelquefois des espérances de succès que légitime la guérison.

———

2e *Observation.*

D'UN ABCÈS DU FOIE QUI A FUSÉ DANS LA POITRINE.

GUÉRISON.

Le nommé Alexandre, Nègre, âgé de 40 ans, d'une constitution athlétique, d'une taille moyenne, avait fait une chute sur le côté droit. Six mois s'étaient écoulés depuis cet accident, lorsqu'il se rendit près de moi.

Il me fit part qu'il venait d'éprouver une hémoptysie légère, et qu'il en concevait de vives inquiétudes; que depuis l'époque de sa chute il avait toujours ressenti de la douleur dans le côté droit; qu'il avait successivement éprouvé des frissons, de la fièvre, et que son sommeil avait toujours été mauvais; qu'il avait été néanmoins obligé de travailler de son état de maçon pour suffire à son existence; que depuis quelques jours il lui devenait impossible de rien entreprendre ; qu'il se sentait dépérir, et qu'il n'éprouvait plus aucun sommeil. En effet, sa figure annonçait un trouble général : Traits pâles et altérés ; pouls petit et très animé; respiration haute et précipitée; toux sèche ; expectoration pénible de crachats d'un pus blanc, à stries sanguinolentes ; matité du poumon droit à sa partie inférieure, râle muqueux à sa partie supérieure. Le poumon gauche résonne dans toute son étendue. La région du foie n'est douloureuse que supérieurement;encore l'est-elle à peine. Le foie paraît fort peu développé.

Interrogé de nouveau, le malade me dit, que dans les premiers temps, il avait éprouvé des douleurs lancinantes et une vive chaleur de ce même côté ; qu'alors il n'avait pu se servir de son bras ; mais que ces douleurs avaient entièrement disparu depuis qu'il s'était trouvé plus mal.

L'existence d'un abcès du foie qui avait fusé dans la poitrine était indubitable : sa fusion venait d'avoir lieu.

Je pratiquai une saignée du bras, et je prescrivis des demi-bains émollients, la diète, des bouillons gélatineux et du lait coupé avec la décoction de raquette sans piquants pour nourriture et pour tisane. Le repos au lit sur un plan horizontal, des cataplasmes émollients sur la région du foie. Une seconde saignée du bras suivit de près la première, et dès lors les hémoptysies cessèrent. Le malade expectorait avec facilité un pus blanc, épais et inodore : quelques loochs calmants procuraient de meilleures nuits, et le calomel fut plusieurs fois employé comme un doux et léger laxatif. Après trois mois de traitement et de régime assidus, Alexandre entrait en convalescence. Une année plus tard j'eus le plaisir de le voir jouissant de tous les avantages d'uue bonne santé et d'une constitution robuste, comme était la sienne.

Réflexions.

En suivant l'histoire de la maladie d'Alexandre, nous voyons la naissance et nous apercevons les progrès d'un abcès du foie déterminé par une chute. Nous pressentons, à travers un diagnostic assez clair, sa fusion dans la cavité pectorale.

Le pus des crachats, comme dans l'observation précédente, n'affecte pas la couleur lie de vin des suppurations hépatiques. L'absence de cette couleur peut provenir, ce me semble, de ce que le pus séjourne plus long-temps dans son kyste ou dans la cavité qui le contient, de ce qu'il y subit une élaboration plus parfaite, et de ce qu'il n'arrive que peu à peu dans la cavité pectorale : car j'ai vu des abcès formés rapidement à la suite de chutes violentes, et qui désorganisaient en raison de leurs principes inflammatoires, se faire jour dans la poitrine et me présenter une couleur lie de vin très prononcée.

Le coucher horizontal est une des indications les plus importantes à recommander. Je la regarde comme la plus utile durant le cours de cette maladie : c'est le seul moyen de remédier aux effets funestes des mouvements de la respiration et du diaphragme.

3ᵉ *Observation.*

HYPERTROPHIE DU FOIE, PLEURÉSIE CHRONIQUE DÉTERMINÉE PAR LE REFOULEMENT DE LA POITRINE.

M R...... âgé d'environ 36 ans, éprouvait depuis long-temps des malaises, des frissons vagues. Il était tombé dans un marasme extrême ; son ventre était engorgé et son foie énormément développé. La paresse et l'indolence dominaient tout son être ; enfin il traînait une existence malheureuse, et s'était depuis quelque temps livré aux excès de la boisson.

Le 1er de juillet 1831 , il ressentit un violent point de côté et une forte dyspnée, accompagnés de fièvres, de syncopes et de paroxysmes avec frisson. Les femmes qui le soignaient le firent vomir et le purgèrent, mais son état ne s'améliorant pas, on le transporta près de moi le 5 juillet.

Le malade toussait péniblement et expectorait des crachats purulents, striés de sang et de *la couleur lie de vin*. Le côté droit de la poitrine était entièrement mat ; le pouls était faible et précipité. Il ne pouvait se coucher sur le côté droit, et le foie était tellement distendu, qu'au toucher l'on s'assurait aisément qu'il remplissait l'hypochondre droit , l'épigastre, l'hypochondre gauche et presque tout l'abdomen. Il était facile de pressentir son union avec la rate.

Je supposai la présence du pus dans la poitrine , et la nature des crachats me fit croire qu'un abcès du foie avait fusé dans cette cavité. Je pris en considération le refoulement du diaphragme et de la poitrine, la gêne et la compression du poumon droit. Je crus même qu'un état semblable, quand même il n'existerait pas d'abcès au foie, était une cause qui devait déterminer des affections propres de la poitrine: mais la couleur des crachats et l'état général du foie ne me permirent pas d'adopter cette opinion. Le malade était dans une prostration extrême : sa voix se faisait à peine entendre, et aux moindres mouvements survenaient des syncopes et des sueurs froides.

Un large vésicatoire fut appliqué sur le côté droit de la poitrine, et je me bornai à quelques moyens généraux, tels que des loochs, une tisane pectorale et des frictions.

Le 7, le malade éprouvait des soubresauts, des rêves sinistres, des réveils en sursaut accompagnés de cris pénibles.

Le 8, mort à 3 heures du matin.

Nécropsie à 7 heures du matin.

L'appareil cérébral est sain.

En sciant les côtes pour ouvrir la poitrine, une eau sanieuse découle du côté droit, et répand une odeur infecte. Les côtes étant sciées et la poitrine ayant été penchée de droite à gauche, je voulus, avant de l'examiner, ou- vrir le péritoine et reconnaître les désordres du foie. Ma surprise fut bientôt extrême... Je ne trouvai aucun abcès dans le foie ; mais je me serais difficilement imaginé que cet organe pût acquérir un développement aussi extraordi- naire ! Il recouvrait l'estomac, occupait tout l'abdomen, était intimement adhérent à la rate, et sa ligne d'union n'était marquée que par la couleur propre à chacun de ces organes. La rate était elle-même hypertrophiée et présen- tait le double de son volume ordinaire. Les glandes mésentériques étaient engorgées et comme squirrheuses.

Le foie, dans l'étendue de son bord supé- rieur et de la ligne qu'il suivait pour arriver jusqu'à la rate, était adhérent au diaphragme. Son lobe supérieur refoulait cette cloison et était logé presque entièrement dans la poitrine. Sa vésicule biliaire était gorgée, ses canaux pâles et son parenchyme jaune et granuleux. Après avoir examiné ces altérations, je repor- tai mon attention vers la poitrine.

Entre la plèvre et le poumon droits était un

épanchement purulent , noir et sanieux ; la plèvre était recouverte de fausses membranes ; les vertèbres et la tête des côtes situées sous cet épanchement commençaient à subir un travail de carie.

L'infection que répandait cet épanchement, devint à son comble , lorsqu'incisant le poumon droit qui avait un aspect livide et hépatisé, je pénétrai dans un foyer purulent couleur lie de vin et situé à sa base. Les étrangers qui nous aidaient se retirèrent précipitamment. Le confrère qui m'assistait et moi nous restâmes seuls dans cette atmosphère corrompue. La partie supérieure de ce poumon était hépatisée et rendait, sous la pression des doigts , du pus de la même nature. Le cœur, les membranes muqueuses , les artères, les veines et tous les autres organes étaient décolorés et se ressentaient de l'influence d'une absorption aussi nuisible. Ces gaz méphytiques déterminèrent sur nous un état d'étourdissement et d'ivresse qui se prolongea huit à dix heures après cette autopsie.

Réflexions.

Nous venons de voir jusques à quel point

peuvent s'étendre les hypertrophies du foie, et de nous assurer qu'elles pouvaient avoir pour conséquences des pleurésies chroniques. L'autopsie nous reproduit le mécanisme du développement de cet organe qui envahit en largeur et en longueur tout l'abdomen ; sa partie supérieure borde le diaphragme ; sa partie inférieure repose dans l'hypogastre, et il vient se réunir à la rate qui prenait aussi sa part de ce mouvement inflammatoire. Ici, la pleurésie chronique ne peut être mise en doute. Plusieurs auteurs célèbres ont émis d'ailleurs leur opinion sur les abcès qui se développaient dans l'intérieur des poumons ; ils pensent que, lorsque les autopsies laissent découvrir un foyer purulent communiquant avec le pus de la séreuse pulmonaire, ce désordre n'est que le résultat d'une pleurésie chronique. Ils assurent que lorsqu'un abcès a été provoqué par un phlegmon né dans le tissu même du poumon, des adhérences avec les tissus sous-jacents ont toujours lieu dans la portion où le travail de maturité s'est décidé, et qu'alors le pus se fait jour à l'extérieur de la poitrine. J'ai rencontré souvent, dans les colonies, d'autres cas de pleurésies chroniques qui, je pense, ne reconnaissaient pour causes que des hypertrophies du foie ; mais je n'ai pu les vérifier, comme celui-ci , par des autopsies cadavériques.

4ᵉ *Observation.*

HYPERTROPHIE DU FOIE ET DÉSORGANISATION DE LA RATE , A LA SUITE DE CHAGRINS , DE L'ABUS DES BOISSONS ALCOOLIQUES ET DE LA MASTURBATION.

M. Ch*** âgé d'environ 38 ans, d'un tempérament sanguin, d'une taille moyenne et d'une corpulence robuste, quoique d'origine anglaise, avait un caractère fort gai et beaucoup d'esprit naturel,

En 1831 , il fit un voyage en Angleterre et à son retour il devint rêveur, triste et chagrin ; l'amour l'avait frappé mortellement à Loudres. Il se livra bientôt à la boisson, puis ensuite à la honteuse et brutale habitude de la masturbation : les souvenirs et la morosité l'accablaient dans un pays où déjà la tristesse, pour ainsi dire indigène, n'a pas besoin d'aliments exotiques. Bientôt l'épuisement de ses facultés érectiles ne lui laissèrent qu'une impuissance misérable ; il endormait ses chagrins dans des flots de liqueurs alcooliques, lorsqu'un jour la mort vint le surprendre dans un accès d'ivresse.

Nécropsie huit heures après la mort.

Cerveau. Forte injection de la pie-mère, engorgement des méninges et de l'arachnoïde avec quelques adhérences. Les anfractuosités et les circonvolutions du cerveau sont plus dessinées que dans l'état normal. La substance cérébrale est dure et offre le même état que les cerveaux que l'on a soumis à une macération de quelques heures dans une solution d'esprit-de-vin et de muriate de mercure suroxidé. Le cervelet sur-tout est si résistant qu'on pourrait le dérouler facilement. Ces organes répandent des exhalaisons vineuses et alcooliques fortement prononcées. Le poumon est sain et crépitant. Le cœur est volumineux et épais.

Cavité abdominale. L'estomac est parsemé de plaques grisâtres de différentes grandeurs. Ces taches ne sont pas le résultat d'une altération de la membrane muqueuse de l'estomac, elles semblent être le produit de l'imbibition continuelle du vin; dans toute son étendue cette membrane est, du reste, très épaissie. Le foie est très volumineux, mais sans adhérences; son parenchyme est jaune et granuleux; sa vésicule et ses canaux sont épais et enflammés ; le pancréas est hypertrophié. La rate est gonflée, noire et si molle qu'à la simple pression le doigt s'y introduit facilement.

Après l'avoir incisé dans sa longueur, son parenchyme nous a présenté une décomposition absolue, semblable à de la gelée noire de groseilles. Les membranes séreuses, les reins et la vessie répandaient aussi une forte odeur alcoolique ; tout l'appareil musculaire était rouge et très developpé.

Réflexions.

L'état pathologique du cerveau, du foie, du pancréas et de la rate se lient dans cette observation. Ces désordres ne paraissent être que l'effet de l'irriation et du trouble produits sur la circulation, et l'innervation sur tous les organes par le contact et l'absorption des boissons spiritueuses ; mais le cervelet sur-tout plus affecté, semble avoir participé singulièrement

à l'influence sympathique de la masturbation
et de l'impuissance. La rougeur des muscles et
leur développement s'observent dans les premiers stades des excès alcooliques ; ils ne peuvent être envisagés que comme une surexcita-
tion particulière de cet appareil.

Je ne rapporte ici cette dernière et intéressante observation, qui serait digne, dans un
autre cadre, d'un développement plus étendu,
que par rapport à l'hypertrophie du foie et à la
décomposition de la rate ; elle me semble plus
curieuse encore sous ces autres points de vue,
que sous celui des altérations hépatiques dont
nous venons de nous occuper.

§ IV. Affection de l'appareil respiratoire.

———

Article 1. — *Épidémie de coqueluche de 1831 à 1832. — Singulière analogie avec la gourmette des moutons.*

Au mois de mai 1831, après avoir séjourné quelque temps à la Guadeloupe et à la Martinique, je revins à Sainte-Lucie, et je trouvai la petite ville de Castries en proie à une épidémie de coqueluche des plus intenses ; ce fléau sévissait même sur les demoiselles et les dames ; les enfants de la ville, où le foyer de l'épidémie s'était concentré, en souffraient plus que ceux de la campagne.

La sécheresse avait été longue cette année et les pluies commençaient à reparaître : nous entrions dans la saison *du renouveau.*

Symptômes. Cette maladie débutait avec un caractère inflammatoire qui devenait souvent typhoïde et s'accompagnait d'une fièvre ardente.

Les secousses de la toux étaient suivies plus tard de l'*hypertrophie des glande mésentériques,* de l'*infiltration des extrémités,* du *marasme* et d'un *gonflement remarquable de la région sous-maxillaire*, lequel, peu de jours après son apparition, mettait un terme à l'existence des enfants. Ce symptôme donnait à toute la tête la forme et l'aspect de celle des moutons, lorsque ces animaux sont atteins de la gourmette. *Paulet*, dans son beau traité des épizooties, consacre le nom de *pourriture* à cette maladie des moutons, qui est aussi désignée dans la France septentrionale sous les noms de *guam* et de *tare*.

Ces gourmettes apparaissaient quelquefois après la première période inflammatoire, mais le plus souvent à la suite des autres symptômes; elles se déclaraient sur les enfants qui étaient dans le travail ou aux approches de la première dentition.

Les glandes sous-maxillaires, le tissu cellulaire qui les environne, le col, l'occiput s'engorgaient successivement; les paupières supérieures s'infiltraient, les lèvres devenaient pâles et œdematiées; les enfants étaient tristes; ils refusaient toute nourriture; leur ventre se ballonnait, et la mort arrivait cinq à six jours, huit jours, au plus, après l'apparition de ces engorgements.

J'ai cru devoir donner pour cause à cette espèce de gourmette, l'irritation particulière que la dentition détermine sur les gencives, celle qu'elle exerce sur les follicules muqueux et sur les papilles nerveuses de la bouche, sur l'appareil salivaire et sur ses conduits, ainsi que les fluxions déterminées par les secousses et les quintes d'une toux opiniâtre. En effet, les contractions que les muscles du col, du larynx et de toutes ces parties produisent dans les convulsions de la toux sur la circulation et sur les sécreteurs de l'appareil salivaire, l'inflammation qui arrive et se propage de la partie inférieure de la trachée vers les parties supérieures, existaient dans cette épidémie d'une manière plus violente et plus aiguë que dans les coqueluches ordinaires, et devaient par cela même, sous le climat où elles étaient observées, produire des phénomènes d'autant plus graves, qu'elles attaquaient des enfants d'une constitution déjà naturellement faible.

Nécropsies. Les nécropsies offraient : 1° un état pathologique de l'arachnoïde et de la pie-mère, caractérisé par l'injection de ces membranes et leur épaississement, et d'autres fois par des épanchements et par la présence de stries albumineuses ; 2° une infiltration considérable du tissu cellulaire du col , l'engorgement des glandes de cette région ; 3ᵉ la suppuration des bronches et de la trachée ; 4° des hépatisations du poumon et des points de suppuration du parenchyme à leur partie supérieure ; 5ᵃ le développement des follicules muqueux de l'estomac et l'engorgement des glandes du mé-sentère.

Traitement. Sur les enfants qui n'étaient pas atteints de la gourmette, l'on réussissait en employant la résection des gencives , les muci-lagineux , les applications de sangsues , la belladone, l'oxide de zinc à l'intérieur, les pommades narcotiques , les toniques , le changement d'air et un sirop composé avec l'oximel scillitique, le quinquina et l'opium.

Ces mêmes moyens ont été vainement mis en usage contre le symptôme de la gourmette ; ni les sangsues sur la région sous-maxillaire, ni les vésicatoires derrière le col, ni les fondants, ne nous ont jamais été plus particulièrement d'aucun secours; la mort a toujours vaincu tous nos efforts.

Art. 2. — *Phthisie pulmonaire.*

Caractère. La phthisie pulmonaire est plus funeste sous le climat des Antilles que sous celui d'Europe. Pour se faire une idée juste de cette assertion, il convient d'examiner cette maladie dans deux cas différents ; savoir :

La transition d'une phthisie tuberculeuse, d'un pays froid ou tempéré dans une région chaude ; le développement et la marche progressive de cette affection sous la zône torride.

Il m'était arrivé de conseiller à des phthisiques l'émigration dans les colonies, et cette opinion était généralement partagée par mes confrères. La chaleur humide de ces climats, qui nous apparaissait à l'esprit sans ses désagréments, nous semblait propre à faciliter les fonctions de la respiration, en établissant moins d'activité dans l'oxigénation du sang ; et les plaies se cicatrisant mieux sous l'influence de la chaleur que du froid, les tubercules nous semblaient aussi devoir parcourir plus favorablement leurs périodes d'inflammation et de suppuration.

Peu de temps après mon arrivée dans les Antilles, je rencontrai un assez grand nombre de phthisies pulmonaires, tant sur les Blancs que sur les Mulâtres, et *plus particulièrement sur les Nègres*. Il me semblait donc assez étrange d'observer cette maladie dans un pays que l'on conseille aux phthisiques d'aller habiter. D'après ce que je voyais, je dus naturellement, pour m'en rendre compte, chercher à examiner de plus près les causes et les effets qui m'entouraient. Mais si, d'un côté, je voyais la phthisie exercer ses ravages sur les indigènes, je me convainquis, d'autre part, que ses progrès se ralentissaient sur les Européens qui venaient habiter parmi nous. Ceux-ci reprenaient, en effet, une existence nouvelle ; ils vivaient plusieurs années sans ressentir aucun symptôme de leur maladie. Plusieurs d'entre eux pouvaient repartir et présenter tous les caractères d'une guérison apparente ; ils pouvaient même guérir. Le climat et l'exaltation des fonctions fixèrent alors toute mon attention.

L'irritation et le développement du système veineux, l'excitation toute nouvelle de la peau et son imbibition jusques à ses derniers réseaux, doivent être regardés pour les nouveaux arrivés, comme des causes qui suspendent par une métastase favorable les fluxions sanguines vers le poumon.

Le sang devient plus fluide ; renouvelé plus souvent, il n'est occupé qu'à réparer des pertes continuelles, et il cesse de menacer l'organe de la respiration. Si même alors des excès exigeaient une réparation anormale, il apparaîtrait plutôt, chez ces inacclimatés, des affections des voies digestives et des méninges.

Néanmoins, malgré ces avantages, qui ne sont que passagers et ne se maintiennent que pendant les premières années, il importe de se tenir toujours en garde contre ces guérisons apparentes : car après l'acclimatement, et lorsque certains individus sont déjà convaincus de leur guérison, il peut arriver que, sous une cause quelconque, des tubercules indolents s'enflamment tout-à-coup, suppurent et amènent bientôt une mort que rien ne paraissait présager.

Quant à ce qui regarde les indigènes, nous savons que rien n'est plus ordinaire, sous le Tropique, que la tendance aux refroidissements subits et à la suppression des sueurs. Ces transitions et d'autres encore tout opposées, réagissent le plus souvent sur l'organe pulmonaire, et établissent sur son parenchyme des fluxions intermittentes. La viciation de l'air par les gaz marécageux et putrescibles, l'action propre des poumons dans leur mouvement dépuratoire, sont aussi des causes aptes à produire la phlogose et plus tard le développement d'une phthisie accidentelle. Une dame, pendant ses menstrues, est surprise à la promenade par un vent trop frais : elle ressent un malaise général, et s'empresse de rentrer chez elle. Les menstrues suivent leur cours ordinaire, mais elles sont accompagnées d'une toux sèche, de frissons, d'oppression et de fièvre. Des foyers de tubercules se développent instantanément et déterminent la mort *neuf jours* après cet accident.

Le rôle des poumons est toujours, dans ces climats, plus pénible et plus actif que celui des autres viscères, et rien de plus fréquent que d'y observer l'engorgement variqueux de leurs vaisseaux, l'orthopnée passagère et la sécrétion perlée des glandules bronchiques. L'on voit aussi survenir l'irritation de leurs capillaires sanguins et les hémoptysies, lorsqu'à la fraîcheur succèdent rapidement des chaleurs humides et étouffantes.

Thérapeutique. Le traitement des phthisies pulmonaires doit être dirigé, dans les colonies, comme en Europe. Après la première période inflammatoire, l'on obtient souvent des succès par l'emploi de l'émétique à doses graduées et de l'acide sulfurique alcoolisé ou eau de Rabel. L'on peut, avec ces préparations et les fleurs du pois *d'Angole* et *des Gombeaux*, composer un sirop très avantageux.

———

§ V. MALADIES DE L'APPAREIL CUTANÉ.

___

Article 1. — *Feux sauvages qui suivent les intermittentes* (eczema rubrum).

A la suite des intermittentes sub-intrantes, il survient quelquefois une crise que l'on peut regarder comme très salutaire.

Durant leur convalescence, les malades et particulièrement ceux qui sont du nombre des non-acclimatés, éprouvent aux jambes, sur les pieds et sur les cuisses un sentiment de prurit fort incommode.

Ces démangeaisons sont occasionées par la présence de vésicules d'*eczema rubrum*, auxquelles dans le pays on donne le nom de feux sauvages. Le besoin de les gratter devient tellement vif et impérieux, que les parties qu'elles intéressent sont bientôt mises en sang. Les vésicules se développent en plus grand nombre et font éprouver une ardeur douloureuse.

Suppuration , dessiccation. L'épiderme étant ainsi enlevée, les portions dénudées s'enflamment et laissent écouler de la sérosité, puis elles se circonscrivent par une aréole vive et animée. Ces vésicules fortement phlogosées deviennent quelquefois purulentes elles-mêmes, ou provoquent l'éruption de larges pustules d'ecthyma, dont la base dure et animée communique alors son inflammation au tissu cellulaire sous-jacent et donne lieu à une suppuration longue.

Ces pustules peuvent être discrètes ou confluentes; leur durée peut se prolonger d'un à trois septénaires, et varier selon les tempéraments et leur propre degré d'intensité. Lorsqu'elles sont à l'état de suppuration, l'on peut avec justesse les comparer à de petits furoncles. Leurs cicatrices restent long-temps ecchymosées, et les parties qu'elles ont le plus vivement intéressées offrent un aspect semblable à celui que laissent les empreintes de la variole. Il est rare aussi, pendant leur existence, que quelques gros furoncles n'apparaissent sur les parties supérieures du tronc.

Remarques. Les Créoles, dans l'enfance et dans l'adolescence, contractent facilement les *feux sauvages*, et j'ai cru remarquer que les piqûres des *varreux* qui forment la plus grosse espèce des maringouins, contribuait beaucoup à déterminer ces sortes d'inflammation; la pi- qûre de ces insectes est suivie quelquefois d'un boursoufflement de l'épiderme, d'un bouton dur et blanc à sa circonférence et animé au point où s'est enfoncé le dard du *varreux*. Leurs attaques multipliées sont de véritables supplices; elles produisent sur les Européens sanguins et lympathiques des érysipèles semés de *feux sauvages* et accompagnés de fièvre.

A mon arrivée je cautérisais sur moi-même ces boutons avec le nitrate d'argent, après les avoir évacués, par la pression des ongles, de la sérosité qu'ils contenaient.

Thérapeutique. Une tisane de chicorée sauvage, une saignée générale, s'il est néces- saire, des bains tièdes et quelques laxatifs composent le traitement qu'il est d'usage d'employer contre cette phlegmasie cutanée.

Art. 2. — *Boutons chauds,* ou *Prickly heat des Anglais* (eczema simplex).

Invasion et suppuration. L'on donne ce nom à une éruption prurigineuse de très petits *boutons* réunis par groupe sur les parties internes des avant-bras, autour des poignets, sous les aisselles, sur le devant de la poitrine, sur l'épigastre, les hypochondres et les épaules, autour du col et derrière le dos ; mais n'intéressant jamais les extrémités inférieures.

Dans les premiers jours de leur apparition, ils sont peu distincts à la vue, mais ils sont rudes et sensibles au toucher ; l'on éprouve avant leur naissance le besoin de les gratter.

Au bout de quelques jours, leurs extrémités s'enflamment, pointillent, et sécrètent une sérosité limpide ; à cette époque les boutons chauds déterminent des démangeaisons fort incommodes et fatigantes, qui, comme le prurigo, s'exaspèrent par paroxysmes assez réguliers après le coucher et avant le lever du soleil. Dans ces moments, ceux qui en sont atteints se déchirent avec un plaisir douloureux.

La durée de cette période des démangeaisons est de sept à huit jours.

Dessiccation. Les boutons écorchés se recouvrent de croûtes écailleuses formées par du sang et de la sérosité desséchés, et subissent ensuite la desquammation et la guérison.

Étiologie. Les boutons chauds attaquent les tempéraments sanguins, l'âge adulte, les femmes enceintes aux approches de la gestation, les nouveaux arrivés. Ils se développent sous les chaleurs humides et dévorantes de l'hivernage. Ils sont quelquefois de toutes les saisons. Leurs démangeaisons et leurs paroxysmes sont encore provoqués par les fatigues au soleil, par les alternatives de chaleur qui suivent les grains de pluie, ainsi que par le contact du linge et le frottement des habits.

Remarques. Cette forme de maladie cutanée m'a paru devoir être rapportée tantôt à l'*eczema* aigu *simplex*, tantôt au *rubrum*. C'est à tort que Johnson, qui l'observa dans l'Inde, la décrit sous le nom de *lichen tropicus*, car les lichens ne sont que des éruptions de papules.

Plusieurs auteurs qui traitent de l'*hydroa-sudamina* ont cru remarquer que les boissons froides y prédisposaient, et que l'enfance y était plus sujette que les autres âges : dans ces pays les boutons chauds qui ne sont autre chose que l'hydroa-sudamina, s'observent très rarement sur les enfants, quoique ceux-ci se livrent à toute sorte de jeux et d'exercices ; ils sont au contraire fort communs sur les hommes qui font usage de boissons alcoolisées, de vins et d'une nourriture généreuse. Il est facile, du reste, de soutenir cette vérité par le raisonnement, lorsque l'on considère d'un côté l'organisation faible des enfants, et de l'autre l'expansion qui suit, dans les constitutions sanguines et développées, la digestion de mets succulents et des boissons excitantes, le stimulus d'une vie active et la tendance extrême de ces tempéraments aux affections inflammatoires.

Thérapeutique. Ces boutons se guérissent d'eux-mêmes. Ils peuvent, après leur naissance, disparaître impunément sans être suivis d'aucun danger. Quoi qu'il en soit, les Européens qui en sont atteints dès leur arrivée, doivent changer souvent de linge, prendre des bains tièdes, faire usage de la limonade froide *de tamarins*, et s'abstenir de mets et de boissons excitants. Lorsque ces boutons attaquent les femmes enceintes, ils doivent être regardés comme un symptôme qui indique la saignée du bras.

Art. 3. — *Érysipèle des nouveau-nés.*

Marche, symptômes. L'érysipèle des nouveau-nés se montre ordinairement à la partie supérieure du tronc et affecte bientôt le caractère ambulant. Il envahit les parties voisines de son siége, en s'étendant d'abord graduellement vers les extrémités supérieures ; il est à remarquer cependant qu'il respecte toujours la tête, le front et le visage.

Après avoir parcouru les extrémités supérieures, il se ranime à son point de départ où l'inflammation était restée stationnaire ; se porte autour du tronc, le contourne entièrement d'arrière en avant, puis marche vers les extrémités inférieures et les envahit successivement. Pendant sa durée le pouls est élevé et la soif plus vive qu'à l'ordinaire.

Quelquefois cet érysipèle est déterminé par l'application intempestive d'un vésicatoire. Voici la marche que je lui ai vu suivre à la suite d'une application de ce genre, qui avait été faite au bras gauche : son siége comprenait la circonférence du vésicatoire et embrassait autour de celui-ci une étendue circulaire de la largeur d'un pouce. Bientôt l'inflammation envahit le bras et cette région fut plus enflammée à sa partie externe qu'à sa partie interne. L'érysipèle se porta successivement du bras vers l'avant-bras, de l'avant-bras vers la main, et poursuivit sa marche jusqu'aux extrémités des doigts.

A la suite de ce travail inflammatoire, le bras devint œdémateux, et à mesure que l'érysipèle avançait et s'étendait, les parties atteintes les premières guérissaient et subissaient la desquamation.

Après avoir fourni cette première période, l'érysipèle se ranima vers son point de départ et se porta autour du col, vers le dos et sur les omoplates. Il demeura comme stationnaire dans ces parties, tandis qu'il envahissait avec rapidité l'épaule droite, le bras et l'avant-bras du même côté, et qu'il les parcourait à leur tour jusqu'aux extrémités des doigts.

L'inflammation, stationnaire sur le col, les omoplates et le dos, reprit alors son activité. Celle du col s'étendit en avant comme un collier et se dirigea sur toute la surface antérieure du thorax; celle des omoplates arrivée à la région dorso-lombaire , contourna le tronc , envahit le ventre, la région lombaire inférieure, les fesses, les cuisses, puis les jambes et les pieds, et vint se terminer aux extrémités des orteils.

Les jambes et les pieds demeurèrent œdéma· tiés pendant une quinzaine de jours, et l'enfant qui fait le sujet de cette observation, recouvra bientôt la santé sans aucun autre accident. Ces affections sont cependant toujours fort graves et réclament la plus sérieuse attention.

Étiologie. La cause de l'érysipèle des nouveau-nés, ne vient que de l'élévation de la température et de son action sur la peau tendre et délicate des enfants. L'insolation lui est totalement étrangère.

Thérapeutique. Je conseillais l'application, sur les régions affectées, de compresses imbibées dans l'eau de fleurs de sureau ; je prescrivais aux nourrices de laisser téter librement les enfants, de prendre dans la journée quelques verres d'une tisane émoliente , d'observer l'égalité de la température dans les appartements qu'elles habitaient, et de s'abstenir sévèrement des aliments composés de bouillons *de*

crabes, de poissons, de pimentades et de salaisons. Je faisais prendre aux enfants, tous les
soirs, une cuillerée d'un looch calmant, et
j'ordonnais quelques laxatifs sur la fin du
traitement.

§ VI. MALADIES DE L'OEIL.

Ptérygion, ou *excroissance membraneuse des conjonctives*.

Les maladies des yeux, à l'exception de la
cataracte et du ptérygion, sont fort rares dans
les Colonies. Il paraîtrait même que l'appareil
de la vision jouit chez les Nègres d'une perfec-
tion qui leur est propre ; ils aperçoivent,
distinguent et reconnaissent les objets à des
distances prodigieuses, et avec une précision
que je n'ai pu m'empêcher d'admirer souvent.
Nous ne décrirons que le ptérygion, trop
commun dans ces pays pour être passé sous
silence,

La formation de cette excroissance membra-
neuse, ressemble, dit M. le professeur *Boyer*,
à une couche graisseuse ou à un lacis de petits

vaisseaux. Elle est toujours précédée par de légères ecchymoses, par l'injection des capillaires sanguins, par des phlyctènes et par le boursoufflement de la conjonctive. Il est peu d'habitants des Colonies dont les yeux présentent la blancheur intacte de leurs membranes.

Étiologie. Cette affection prend naissance à la suite de l'insolation supportée long-temps, sur-tout lorsque l'on s'expose à la réflexion éblouissante du soleil sur le littoral de la mer. Elle se déclare aussi sous l'influence de la sécheresse et sous l'impression des vents d'est ; les Nègres et les voyageurs en sont plus généralement affectés.

Prophylaxie. Les Européens, comme les habitants de ces pays, qui sont exposés aux causes que nous venons d'énumérer, peuvent se préserver du ptérygion en faisant usage de parasols, de larges chapeaux et de conserves à verres bleus ou verts ; ces moyens sont d'autant plus à recommander, que cette maladie de la conjonctive est souvent le prélude des cataractes, et que celles-ci deviennent beaucoup plus difficiles à opérer lorsque le globe de l'œil est recouvert d'un ptérygion.

Thérapeutique. Dès que le développement de

ces excroissances membraneuses, qui attaquent souvent les deux angles du globe de l'œil, menace la cornée transparente ; l'opération, comme on le sait, est la seule indication qu'il y ait à remplir. Elle doit avoir lieu, comme le conseille M. *Jules Cloquet*, selon la méthode *de Scarpa*. Les autres moyens de traitement ; tels que les saignées locales, les émollients, les collyres astringents et narcotiques, réussissent rarement, car ces tumeurs variqueuses ne sont plus que des inflammations déjà chroniques lorsque les malades en recherchent la guérison.

CHAPITRE PREMIER.

MALADIES

PROPRES A LA RACE NOIRE.

§ I. MALADIES DE L'ENCÉPHALE.

Article 1.—*Résolution de mourir chez les Nègres.*

Considérations générales et particulières.
Outre la série de toutes les maladies qui sévissent contre les Blancs, les Nègres éprouvent
encore, en raison de leur organisation et de
leurs habitudes, des affections qui me paraissent leur être propres, ou du moins qui leur
sont plus particulières qu'à la race blanche.

L'étude de ces maladies, peu suivie jusques
à nos jours, est digne d'intérêt, et mérite de
fixer l'attention de la science.

Les causes extérieures, si puissantes sur les Nègres, agissent sur leurs sentiments et sur leurs penchants, avec un empire et une singularité des plus remarquables. Elles déterminent des affections de l'ame douloureuses et profondes qui régissent toute leur innervation, et qui, dans certaines extrémités, leur dictent la volonté de mourir, ordre moral auquel ils obéissent religieusement. Ils ne songent même pas à le seconder par les moyens de l'empoisonnement si familiers pour eux; ce qui me semble établir pour ce penchant un genre différent de celui qui les porte aux lents suicides que nous examinerons plus loin.

Ils éprouvent trop de chagrins ou trop d'ennuis pour en supporter le poids, trop de haine ou trop de désir de nuire pour assouvir ces passions, trop de faiblesse et de pusillanimité pour rien exécuter et rien maîtriser.... Dès lors, ils adoptent la résolution de mourir, ils vous le disent, et, au bout de quelques jours, cette volonté, qui les domine seule, a mis fin à leur existence par une maladie de l'encéphale.

Caractères particuliers. Tantôt ils meurent avec le silence de la résolution, et d'autres fois ils laissent échapper à leurs derniers soupirs quelques paroles mystiques. Plusieurs d'entre eux, au moment de quitter la vie, cherchent à perdre l'ennemi pour lequel ils se donnent la mort, l'ennemi dont le seul crime est de leur avoir ravi quelque concubine ou quelque préférence qui leur étaient chères !

Dans certains cas, ils porteront une accusation fausse mais vengeresse contre leurs parents mêmes, si ces derniers ont été la cause de leur résolution, tandis que dans d'autres circonstances ils garderont le plus profond silence et craindront de nommer leur ennemi ; ils feront même de faux aveux qui détourneront de lui tous les soupçons ; ils en auront pour ainsi dire peur, même en expirant !

Réflexions. Deux sentiments naturels, la conservation et la reproduction paraissent, il est vrai, dominer par-dessus les autres, tous les êtres qui respirent ; et nous savons encore qu'il est des positions où la vie est nulle, où la mort est un besoin ; mais ces faits établissent des distinctions, et ces distinctions n'appartiennent qu'à la race noire, dont l'étude morale pourrait offrir aux recherches et aux méditations des phrénologistes un intérêt d'autant plus grand, qu'elle nous indiquerait sans doute plus positivement, comme les seuls moyens de perfectionnement, l'éducation et la civilisation.

En effet, cette résolution de mourir s'observe plus généralement sur les Nègres qui ont pris naissance en Afrique, et qui doivent être considérés comme faisant partie d'une race locale et primitive. La constitution du Nègre africain et la conformation de son crâne offrent aussi les caractères les plus tranchés de la race noire, tandis que le Nègre transplanté dans les colonies et environné de plus de civilisation, représente moins grossièrement ces généralités qui s'effacent souvent à la deuxième et à la troisième génération. Car si le toucher et une scrupuleuse comparaison peuvent encore les apprécier, la vue ne les distingue déjà plus ; et nous reconnaissons, avec l'assentiment général, que le Nègre créole est d'un naturel plus avantageux, est mieux fait, plus alerte et plus intelligent que le Nègre africain, dont la conformation est grossière, et dont le caractère est sauvage et vicieux.

12

Art. 2. — *Mouvement rétrograde du pouls chez
les Nègres. — Apoplexie.*

Observations pratiques. Le mouvement rétrograde du pouls s'observe chez les Nègres
particulièrement dans les apoplexies, et exige
toujours une médication très active.

La première fois que j'eus l'occasion de le
rencontrer, fut chez un Nègre de la côte d'Afrique, transporté depuis long-temps dans les
colonies.

Cet homme, d'un tempérament sec et nerveux, se plaignait d'une constriction extraordinaire dans la région du larynx et de l'arrièrebouche. Sa déglutition, disait - il , était
douloureuse et difficile. De chaque côté du col,
les sterno-cleido-mastoïdiens semblaient légèrement affectés de spasmes tétaniques.

Le pouls battait cinquante-cinq pulsations ;
la langue était belle, rosée ; la poitrine sonore,
le ventre libre, la tête et les idées saines , la
peau fraîche ; tel était l'état général que me
présenta ce malade le 10 avril 1830. Je n'apportai qu'une attention légère à de pareils
symptômes, et je crus même que ce Nègre

simulait une maladie. Cependant je demeurai frappé de la lente régularité de son pouls, et cette lenteur des pulsations, qui m'était inconnue jusqu'alors, me revint souvent à l'idée.

Rappelé de nouveau le 18 avril , je trouvai le pouls encore plus lent ; je ne comptai plus par minute que 48 pulsations. L'état du malade était le même qu'à la première visite ; nul autre symptôme n'éclairait ce diagnostic difficile. Saignée du bras , sangsues autour de la gorge, tisane mucilagineuse , cataplasmes émollients, lavements purgatifs , pédiluves sinapisés. Le malade témoigne un grand désir de guérison. Le lendemain , 19 avril , le spasme des muscles du col a seul disparu.

Trois grains d'émétique en lavage, bouillon pour nourriture ; continuation du traitement.

Le 22 , la faiblesse est extrême ; la locomotion ne peut être supportée , vertiges : le pouls bat 45 pulsations.

Vésicatoire entre les deux épaules: antispasmodiques : quinquina.

Le pouls diminue de jour en jour. Le 27 , paralysie des pneumo-gastriques; mort peu de moments après.

La nécropsie qui seule m'aurait éclairé sur
la marche de cette affection, ne put être pratiquée. Je pensai que cet homme avait éte vic-
time d'un empoisonnement par quelque substance vénéneuse du règne végétal.

Quelques mois après avoir recueilli cette
observation toute incomplète qu'elle était, je
fus à même de me convaincre que le mouvement rétrograde du pouls accompagnait, chez
le Nègre, certaines apoplexies cérébrales.

Ayant été appelé pour un des Nègres d'une
habitation voisine de Castries, et m'étant transporté près de lui, je le trouvai sans connaissance, couché en supination et les paupières
appesanties ; son pouls ne battait que 45 pulsations : il n'était ni plein ni comprimé. Après
avoir fait ouvrir sa bouche, la langue se
trouvait inclinée d'un côté : elle était large
et saburrale : la salive était épaisse et vitrée :
l'audition était entièrement paralysée : lorsque
l'on essayait de le placer assis, il retombait :
son corps et ses mouvements étaient anéantis.
Son maître me raconta qu'il s'était présenté la
veille à son hôpital, mais que ne lui trouvant
pas de fièvre et sachant qu'il éprouvait de
temps à autre dans une jambe éléphantiaque,

comme des accès de récrudescence, il ne lui avait porté nulle attention sérieuse, et l'avait confié simplement aux soins de son hospitalière.

D'après les symptômes que réunissait ce malade, il était facile de reconnaître une apoplexie. Je résolus d'employer un traitement des plus actifs.

Je pratiquai, dans l'intervalle de deux heures, deux saignées ordinaires du bras. J'ordonnai des sinapismes sur les extrémités inférieures, des sangsues sur les apophyses mastoïdes, et l'eau émétisée selon la méthode contro-stimulante.

N'obtenant pas assez promptement un mieux décidé, je pris la résolution de prescrire le lavement suivant : je fis ajouter dans trois verres d'une infusion de casse, de séné et de sucre brut, une once de jalap en poudre, une once de sel d'Epsom, dix grains d'émétique et cinquante grains d'ipécacuanha.

Un premier lavement ne produisant aucun effet, j'en fis administrer un second, puis un troisième, et je parvins bientôt à réveiller la sensibilité des intestins et du rectum, qui participaient à la paralysie.

La peau du malade se couvrit d'une sueur abondante : sa connaissance reparut incomplétement et sans la faculté de la parole. Le lendemain, la dose d'émétique fut augmentée; je fis continuer l'usage des lavements précédents, et dès la fin de ce jour le malade avait recouvré la raison et la parole. De son côté le pouls avait repris son activité naturelle. L'émétique fut encore prescrit pendant quelques jours.

Depuis cette dernière observation, j'ai rencontré plusieurs fois des cas analogues : ils ont toujours été victorieusement combattus par les moyens que je viens d'indiquer.

Réflexions. Les symptômes que présentent les apoplexies des Nègres, appartiennent à l'idiosyncrasie de leur tempérament. Il est surtout à remarquer que les épanchements séreux s'observent plus fréquemment sur eux que sur les Blancs, quoiqu'ils possèdent à un degré plus éminent la contractilité des vaisseaux et du système musculaire.

Dans leur organisation, un mélange de vigueur et de faiblesse se montre à la fois d'une manière tout aussi entière. Chez le Nègre athlétique, les muscles, et en particulier ceux du

tronc et des extrémités supérieures , se dessi-
nent avec toutes les formes de la vigueur ; leurs
mouvements , leurs fibres et leurs empreintes
sont hardiment indiqués sous la peau.

Le sang est rouge et plastique , mais le moral est inférieur, et les impressions qui peuvent
l'altérer feront écrouler en peu de mois ce riche appareil de la force.

Le Nègre d'un tempérament débile vit sous
les lois d'une organisation toute différente.
Pour lui le sang contient à peine de la fibrine
et quelques parties colorantes ; il abonde en
sérosité , et les altérations des membranes séreuses, suivies d'épanchements, terminent ordinairement sa chétive existence.

Chez les uns et les autres , la puissance morale et nerveuse donne rarement au système
musculaire ces commotions de vitalité qui par-
tent d'un cerveau richement organisé , et qui,
dans beaucoup d'occasions, font d'un homme
faible et timide, un homme ardent et coura-
geux.

§ II. VOIES DIGESTIVES.

Mal d'estomac.

Le mal d'estomac des Nègres est la maladie que nous connaissons sous les noms de *malacia* et de *pica*, avec des différences qui tiennent au climat, au genre de vie, à la nourriture et au moral du Nègre. C'est une névralgie de l'estomac qui peut être regardée, dans la plupart des cas, comme la conséquence de l'empoisonnement par des substances délétères.

Symptômes généraux. Les traits et le caractère de cette maladie se divisent ainsi :

1re *Période.* La figure est blême et boursouflée, les yeux sont bouffis, les paupières supérieures sont œdématiées, les lèvres sont pâles, la langue est mince, large et d'un blanc mat ; les fortes pulsations des artères carotides et temporales s'aperçoivent au premier coup d'œil ; la peau est sèche, furfuracée, elle a perdu son luisant et sa belle couleur noire. La paume des mains et la plante des pieds sont plus pâles que de coutume.

2e *Période.* La respiration devient haute,

sifflante et gênée ; le pouls se distend , les pulsations acquièrent plus de force ; les parties
génitales , le ventre et les extrémités inférieures s'infiltrent ; l'œdème de ces dernières
détermine quelquefois des ulcères ; les menstrues sont supprimées.

5ᵉ *Période.* Le malade éprouve des tinte-
ments d'oreille et des étourdissements ; il re-
cherche la chaleur , et aime à s'endormir aux
ardeurs du soleil ; ses jarrets fléchissent comme
dans l'ivresse ; il est hébété ; sa tête vacille ; il
éprouve des syncopes, des étouffements , et
meurt à la suite d'une courte agonie.

La durée de ces affections varie suivant le
sexe , l'âge et le tempérament. Les enfants y
succombent rarement , et les hommes plus
fréquemment que les femmes. Elles peuvent
se terminer au bout de quelques mois , et se
prolonger pendant des années entières ; elles
peuvent encore disparaître et renaître plus tard
sous l'influence des mêmes causes qui les avaient
produites.

Leur pronostic est rarement heureux , et la
mort vient quelquefois tromper toutes les pré-
visions.

Étiologie générale. Le mal d'estomac peut

être déterminé par le défrichement de terres incultes , par la fouille des canaux, par l'humidité chaude et prolongée , les mauvaises eaux, une nourriture aqueuse et végétale , la chlorose , la grossesse et l'hystérie ; mais les affections de l'ame , telles que la nostalgie , les chagrins, la jalousie et la vengeance , sont les causes les plus puissantes que nous devions assigner à cette maladie. Elles font naître chez le Nègre la résolution de l'empoisonnement, et le décident à ces lents suicides qui sont en rapport avec la faible organisation de son moral.

En examinant le mal d'estomac spécialement sous ce dernier point de vue , nous en retracerons le tableau fidèle et vrai. Produit par les autres causes que nous venons d'énumérer , il est moins violent , et cède aux mêmes moyens thérapeutiques.

Histoire du mal d'estomac par empoisonnement. Les peuplades de la côte d'Afrique , au rapport de plusieurs voyageurs , se procurent volontairement le *malacia.* Il paraîtrait même que l'on vend dans certaines parties de ces contrées du tuf préparé dont les Négresses enceintes font un grand cas et qu'elles achètent publiquement. Ces souvenirs se reproduisent sur les générations noires des colonies, au milieu desquelles il faut vivre pendant quelques années pour les bien connaître et pouvoir les juger avec impartialité. Dans la plupart des cas, le Nègre se donne lui-même le mal d'estomac, en broyant sous ses dents et en avalant la magnésie des carrières, la terre de pipe, la cendre de tabac, la terre glaise et la *moussache* ou fécule du *manioc*; il expose son corps aux fumigations sèches de l'écorce du poirier des Antilles, et se présente bientôt avec les symptômes que nous venons de décrire.

Symptômes caractéristiques. Ces malheureux sont alors dominés par une dépravation de goût tellement insurmontable, qu'ils sont portés avec fureur vers les substances grossières : cet effet est le résultat des premiers empoisonnements. Ils recherchent à la dérobée le tuf le plus blanc des carrières, le renferment dans des couis ou des cocos (vases faits avec les fruits du calebassier et du cocotier), le suspendent dans leurs cases au-dessus de leur feu et en perfectionnent la préparation en le faisant sécher de cette manière.

Ils en mangent en secret, et sans jamais en convenir; plusieurs fois je les ai surpris ayant encore de ces substances dans la bouche, entre les dents et sur la langue ; malgré cette évidence, ils me protestaient que je me trompais, et qu'ils n'avaient jamais eu l'idée d'en faire usage !

Ils en portent souvent dans la ceinture de leurs vêtements, et lorsqu'on les retient enfermés dans les hôpitaux des habitations, il est rare qu'ils ne parviennent à s'en procurer par le secours de leurs camarades, qui attachent à ce service une haute importance et une discrétion sévère.

Étiologie particulière. J'ai vu des Nègres s'empoisonner ainsi et forcer leurs enfants à suivre leur exemple, dans le seul but du ressentiment, dans la seule intention de porter préjudice aux intérêts de leur maître, en se mettant hors d'état de travailler pour eux..... Cette vengeance est commune et impérative chez eux.

La réunion de deux ateliers en un seul, sera la cause d'un grand nombre de *malacias*, en faisant naître chez les Nègres des dissensions intestines.

Ils seront jaloux de voir des nouveaux venus être assimilés à eux anciens serviteurs de l'habitation, courtiser leurs femmes, que, du reste, ils prennent et délaissent au gré de leur caprice, avoir plus d'industrie qu'eux, de plus beaux jardins, être mieux habillés et plaire davantage.

Ils se serviront contre eux-mêmes de l'arme occulte du poison ; c'est leur vengeance de désespoir !

De leur côté, les nouveaux venus quittent souvent une meilleure position, un meilleur maître, un terrain plus fertile, leurs parents, leurs amis, des habitudes contractées depuis long-temps. Le chagrin s'empare de leur ame; ils deviennent indolents et pusillanimes; ils mangent de la terre pour mettre fin à leur existence.

M. *Noverre*, médecin à Saint-Pierre-Martinique, vient de faire publier récemment, dans le n° 160 du Journal universel et hebdomadaire de médecine, un mémoire de quelques pages sur le mal d'estomac. Ce praticien reconnaît pour *cause spéciale* de cette affection l'empoisonnement par des substances vénéneuses graduellement administrées. Il pense que leur action, souvent renouvelée, dénature les fonctions digestives, et portent les Nègres qui en sont victimes aux aberrations de la nutrition ou au mal d'estomac.

Cette opinion peut être vraie dans quelques cas ; mais elle cesserait de l'être, s'il fallait l'adopter exclusivement.

Résultats nécropsiques. Plus de vingt autopsies pratiquées sur des Nègres qui avaient succombé au mal d'estomac par empoisonnement, m'ont toujours présenté les phénomènes suivants :

Appareil cérébral. Sain.

Cavité pectorale. Épanchement d'une demi-pinte à deux pintes d'un liquide roux, caséeux, contenant des détritus de fausses membranes décomposées ; épaississement de la plèvre ; état variqueux des poumons ; points de suppuration dans leur tissu ; quelquefois hépatisation ; sérosité dans le péricarde ; maigreur et flaccidité du cœur ; hypertrophie légère de cet organe et des grosses artères ; sang pâle et séreux ; décoloration des membranes muqueuses.

Cavité abdominale. État pultacé de l'estomac et du duodénum. Traces d'inflammation dans le gros intestin, occasionnées par le séjour de la substance terreuse dans leurs replis ; engorgement du mésentère , quelquefois de la rate et du foie ; lombrics de toute grosseur , mais dans quelques cas à l'état naissant et par quantité prodigieuse.

Thérapeutique. Différentes méthodes ont été successivement employées contre le mal d'estomac.

Le *docteur Saint-Pierre*, praticien distingué de la Martinique, faisait usage des saignées du bras avec succès. Il débarrassait ainsi les vaisseaux de cet afflux de sérosité qui les surchargeait, et le malade était de suite soulagé.

J'ai eu l'occasion d'employer aussi la saignée du bras, malgré l'opposition* des habitants qui ne veulent pas entendre parler de ce moyen. Le sang jaillissait vivement : c'était plutôt la sérosité contenue dans les vaisseaux qui se précipitait avec impétuosité ; l'on n'y retrouvait que de très faibles parties fibrineuses et colorantes.

Cette opération dégage les vaisseaux et rend la respiration plus libre. Le malade n'entend plus le bruissement de ses carotides et de ses temporales ; il est évidemment mieux ; mais l'expérience prouve qu'il faut , après la saignée, le soumettre à un traitement énergique :

la diète et les boissons délayantes le condui-
raient promptement vers l'asthénie et l'anasarque.

Je prescrivais des frictions avec la pommade
scillitique ou avec la teinture de digitale ; les
sudorifiques, les préparations martiales réunies à la rhubarbe et à la digitale ; les bains de
sable ; un vin composé avec une demi-once de
quinquina, deux gros de racine de gentiane,
un scrupule de carbonate de fer et trente grains
de nitrate de potasse dans un litre de Madère
ou de tout autre vin blanc.

J'observais avec soin l'état de la poitrine,
et à l'occasion j'avais recours à l'application de
ventouses scarifiées et de deux larges vésicatoires sur ses parties latérales, ou à des cautères au-dessous des clavicules. J'associais à ce
traitement l'emploi du sel de nitre à des doses
fortes, et graduées chaque jour, ainsi que le
prescrit le professeur Chomel dans le traite-
mentdes pleurésies où l'épanchement est soup-
çonné,car la pleurésie chronique consécutive
est la terminaison mortelle du mal d'estomac.

On doit permettre aux malades des prome-
nades modérées, des mêts légers, des poissons
frits, des viandes rôties, des fruits sains et aci-

dules, comme les ananas et les *oranges à grosse peau*. Il faut avoir la précaution de les faire surveiller et de leur défendre de s'endormir au soleil, comme ils sont enclins à le faire. Si l'on soupçonne chez eux la présence des *lombrics*, on ordonne des médicaments anthelmintiques : un mélange de jus d'*oranges sûres*, d'huile de ricin et de *gros sirop*, devra remplir ce but.

Les ulcères se cicatrisent difficilement, et leur guérison devient souvent dangereuse.

Il est d'une grande importance, dans le traitement de ces affections, de relever le moral des malades, en cherchant à pénétrer la véritable cause qui les a produites : de les soulager par quelques paroles consolantes, et de leur accorder tout ce qui peut leur être légitimement agréable, et tout ce qui peut encore flatter leurs désirs.

Chez les femmes, l'apparition des menstrues est un indice certain de guérison.

Traitement des habitants.

Le malacia est une de ces affections que les habitants de ces pays soignent eux-mêmes. Ils emploient avec succès la tisane suivante, qu'ils font prendre par doses de trois verres chaque jour, le matin, à midi et le soir :

R. Eau pure, deux verres, —jus d'*oranges sûres*, un verre,—limaille de fer, une cuillerée à café, —racine du cassier, une demi-once, —vieux rhum, un demi-verre, —gros sirop, un demi-verre. —Macération au soleil pendant 12 heures, puis tirez à clair.

L'élixir suivant leur réussit encore mieux :

R. Vieux rhum, jus d'oranges sûres, eau pure, de chaque, un gobelet, —racine d'herbe puante, une demi-once, —racine de médecinier, une demi-once, —cannelle concassée, deux gros, —clous rouillés, une poignée, —clous de girofle, ij. —Macération pendant 12 heures : trois verres à toast par jour.

Le mal d'estomac peut attaquer non-seulement les hommes, mais encore plusieurs autres espèces d'animaux, tels que les chiens, les chevaux, les mulets et les bœufs. Plusieurs fois j'ai vu de ces animaux manger et dévorer de la terre. Ils mouraient tous de cette affection. Les causes qui m'ont paru la déterminer, sont les mauvais soins, les pâturages épuisés, les eaux corrompues, la présence des insectes, la misère, l'épuisement, et vraisemblablement aussi les empoisonnements.

§ III. APPAREIL CUTANÉ.

Article 1. — *Éléphantiasis des Arabes.*

Considérations générales. Cette altération particulière de la peau et des tissus sous-jacents est une maladie très commune parmi les Nègres.

Il règne en Afrique un éléphantiasis des Grecs, connu sous le nom de *mal rouge*, et présentant les mêmes symptômes décrits par Arétée. Quoique cette espèce paraisse assez fréquente à Cayenne et dans les autres établissemens du continent d'Amérique, elle est rare dans les Antilles; je ne l'ai du moins jamais rencontrée.

L'éléphantiasis des Arabes est borné aux extrémités inférieures; il a été observé quelquefois en Europe. Les Anglais l'appellent *jambes de Barbade*, M. *Biett*, *Rayer* et *Alard* lui conservent le nom d'éléphantiasis des Arabes.

Invasion. — 1re *période*. Cette maladie constitue pour nous une dégénération de la peau , du tissu cellulaire et particulièrement des vaisseaux lymphatiques. Elle débute avec lenteur, n'attaque ordinairement qu'une seule jambe et s'y développe graduellement; elle apparaît rarement sur le scrotum et sur les grandes lèvres.

Son invasion s'accompagne de lassitudes, de douleurs dans les membres, de paresse et de dégoût; d'autres fois il n'y a aucune altération sensible de la santé.

Dans la premiere période, les veines deviennent variqueuses, et la jambe se tuméfie avec indolence autour des malléoles. Plus tard elle se développe davantage vers ses parties inférieures, tandis qu'elle devient plus grêle et s'atrophie vers son extrémité supérieure.

La peau prend alors une teinte furfuracée et forme trois ou quatre plis au-dessus du coude-pied. Cette première période dure quelquefois des années entières. Pendant cet espace de temps je n'ai jamais observé, comme l'affirme le *D*. *Hendy*, aucune provocation, ni aucune tendance aux vomissements et aux gastrites. Seulement j'ai vu lorsque la jambe se désenflait, ou que ses ulcères se supprimaient, survenir des gastralgies et des *malacias*. Ces incidents, dans tous les cas, sont toujours fort graves pour les malades.

Progrès.—2.*Période.* Si la deuxième période de l'éléphantiasis est le plus souvent le résultat naturel des progrès de cette affection, elle est aussi quelquefois décidée par des excès, des marches forcées, une chute et des contusions.

La jambe toujours plus volumineuse en bas qu'en haut, devient énorme; le pied s'arrondit; les intervalles qui séparaient les orteils paraissent à peine. Ces parties se mamelonnent par bosselures irrégulières et cordées. Elles offrent des fissures, des crevasses, et laissent échapper une sanie ichoreuse et fétide, qui s'en écoule goutte à goutte.

La jambe est entièrement éléphantiaque; des ulcères s'y déterminent et y établissent des émonctoires naturels.

Ces jambes se tuméfient davantage et deviennent plus douloureuses à certaines époques et sous des influences variées : c'est ce que l'on appelle *accès inflammatoires.* Ces paroxysmes irréguliers, sont accompagnés de fièvre et d'un anéantissement général ; ils cèdent facilement à quelques purgations sagement administrées, et à quelques jours de repos.

Les malades qui sont parvenus à la 2ᵉ période de l'éléphantiasis peuvent vivre encore de longues années dans ces états affligeants et déplorables.

M. *Hendy* a fait probablement un rêve lorsqu'il nous assure avoir vu ces affections se guérir d'elles-mêmes et spontanément !

Les conséquences de la disparition d'un pareil état, si même toutefois cette disparition peut être admise, ne constitueraient certainement pas une guérison, mais devraient être au contraire un sujet de crainte et un symptôme alarmant.

Dans une semblable conjoncture, il serait du devoir du médecin de rappeler autant que possible dans ces parties, l'afflux des humeurs qui y existaient, en y établissant un ou deux cautères et en soumettant le malade à un traitement convenable.

Étiologie. Cette maladie a-t-elle été importée d'Afrique, et s'est-elle acclimatée endémiquement sous le ciel des Colonies ; ou naît-elle de la malpropreté, de la mauvaise nourriture, de causes enfin qui, dans les Antilles comme en Afrique, tiennent à la manière d'être et aux mœurs des Nègres ?

Je penche à résoudre affirmativement cette dernière proposition, quoique nous observions habituellement que les Nègres Africains soient plus sujets que les autres à l'éléphantiasis : mais nous pouvons nous rendre compte de cette remarque, et nous considérerons d'abord, en faveur de notre opinion, qu'ils ont moins de propreté, moins de civilisation que les Nègres créoles et qu'ils sont assujettis dès l'enfance aux habitudes de leur pays natal.

Quelques années d'observation m'ont permis d'assigner aussi pour cause à cette maladie l'humidité du sol et l'habitude de marcher nu-pieds et nu-jambes. De là, les suppressions fréquentes de la transpiration dans ces parties et le froissement des herbes et des broussailles dont le contact irrite l'épiderme et augmente la densité de la peau.

Nous devons encore avoir égard aux effets que peut déterminer, sur la circulation et le système lymphatique des Nègres, leur nourriture journalière, qui n'est composée que de végétaux malsains, de poissons et de salaisons épicés.

L'éléphantiasis des colonies ne paraît ni contagieux ni héréditaire. Je ne l'ai jamais ob-

served sur les Blancs et sur ceux d'entre les Nègres qui jouissaient d'une aisance honnête et
qui pouvaient se vêtir proprement.

Thérapeutique. Les médecins destinés à
exercer dans les colonies doivent rechercher
le traitement de cette maladie dans les auteurs
français. Quoique rare en France, elle y a été
fort bien décrite par des médecins instruits
et véridiques. M. *Rayer*, dans ses maladies de la
peau, nous en donne une excellente monogra-
phie. MM. *Alibert, Dupuytren, Andral, Che-
valier, Bouillaud*, l'ont tour à tour observée.
M. le docteur Lisfranc assure avoir obtenu des
succès par l'emploi combiné des saignées locales, des scarifications et de la compression.
MM. *Bayle* et *Alard* ont fait usage du massage,
de la compression et des purgatifs. Ces moyens
ont-ils toujours été couronnés de succès, et la
maladie n'a-t-elle jamais reparu? Ce dernier
point sur-tout est d'une grande importance...
Pour ma part, je n'ai rencontré dans ces divers
moyens et dans l'emploi des sudorifiques, que
des avantages du moment; l'éléphantiasis re-
paraissait toujours après la cessation du traitement. L'amputation m'a seule laissé la conviction d'un succès; mais une observation

isolée ne peut asseoir un jugement aussi délicat ; et je ne conseillerai même une semblable
extrémité que lorsque les parties seront extrê-
mement altérées et dévorées par d'énormes
ulcères. Le sujet qui m'a fourni cette observation jouit depuis trois années d'une santé fort
régulière.

Les Indiens emploient contre l'éléphantiasis
un remède aussi vanté chez eux que le *guaco*
contre la morsure de la vipère. Ils se procurent
dans cette intention des *anolis* (espèce de lézard), les coupent par morceaux et les ava-
lent crus et palpitants, d'abord à la dose d'un
seul, puis à celle de deux et même de trois,
chaque matin à jeun ; ils rejettent la tête et la
queue de ces petits lézards, et n'emploient
avec ce traitement ni régime, ni tisane. J'avoue
que j'ai eu toujours de la répugnance à conseiller un pareil moyen.

Les bouillons de pieds de veau, de poulets, de
grenouilles, de tortues, de gros lézards, sont
recommandés dans le traitement de l'éléphantiasis, à cause seulement de leurs propriétés gé-
latineuses et rafraîchissantes ; car il est toujours
bon de répéter cette vérité moderne, que les
animaux et reptiles à sang froid, ne possèdent

point, comme on le leur attribuait ancienne-
ment, la vertu spéciale et merveilleuse de
guérir toutes les maladies de la peau. Dans ces
affections, les vues médicales doivent être dirigées particulièrement sur le traitement externe.
L'on doit aussi bien se convaincre que le médecin compterait plus de succès, si les méthodes curatives étaient mises en usage dès l'invasion première de cette affreuse maladie.

Art. 2. — *Les Pians.*

Description générale. Les pians règnent endémiquement dans les colonies où ils ont été introduits par la traite des Noirs.

Ils sont caractérisés par des tubercules contagieux, tantôt discrets, tantôt confluents, de la grosseur du bout du petit doigt, quelquefois d'une forme oblongue et irrégulière, affectant le front, les joues, les aisselles, le pourtour de l'anus, les fesses, les cuisses, la peau du pénis, et dans quelques occasions les mains et les doigts.

Ces tubercules peuvent intéresser, quoique rarement, toutes les autres parties du corps.

Les pians s'observent ordinairement à l'état primitif ; mais par les mauvais soins et la négligence, ils peuvent devenir une maladie constitutionnelle, et passent alors à l'état consécutif et héréditaire.

Ils sévissent plus particulièrement sur la couleur noire que sur les autres.

Description particulière. — Variétés.

Pians squammeux. Les tubercules des pians affectent plusieurs variétés.

Ils peuvent demeurer sous la forme de boutons solides, à l'état d'induration. Dans ces cas,
les parties qui en sont le siége deviennent
squameuses et furfuracées ; les tubercules
s'élèvent, se bourgeonnent et s'effleurent en
prenant une teinte blafarde et hideuse ;
quelquefois un pus séreux suinte de leurs
gerçures.

Pians déprimés comme pustuleux. Dans une
autre variété, le sommet des tubercules s'en-
flamme , s'ulcère , et donne lieu à un écoulement jaunâtre et sanieux. Lorsqu'ils passent
ainsi à la suppuration , leur centre ne s'affaisse
qu'au bout de quelque temps ; leur pourtour
est pâle , tendu et élevé ; le rebord qui limite
leur centre est généralement animé, tandis
que la partie moyenne est d'un blanc-gris , et
que le pus qui en découle présente la même
couleur.

Dans certains cas , les tubercules sont plus
largés, plus plats et moins confluents ; ils s'ul-
cèrent et suppurent aussi.

Pians arrondis des enfants. Parfois, chez
les enfants sur-tout , et dans les éruptions bé-
nignes, les tubercules restent élevés et blafards
dans toute leur étendue ; ils suppurent sans
s'affaisser.

Espèce frambœsia. Quant à la variété nommée frambæsia, je ne l'ai jamais observée, du moins telle que je l'ai vue décrite dans les auteurs. Ces tubercules fongueux, privés de sensibilité, que l'on a comparés à une framboise, et qui donnent un pus ichoreux et fétide, ne sont autre chose que de vieux tubercules négligés.

En effet, ceux-ci, dans l'état de vieillesse et de malpropreté, présentent un fongus rouge qui s'élève plus au-dessus de la peau que les tubercules ordinaires; mais ce fongus ne ressemble ni aux framboises ni aux mûres ; il sécrète à son pourtour et sur sa surface un pus sale et fétide. Je ne puis croire que l'on ait entendu par *frambœsia* les fongus rouges des *crabes* (maladie que nous décrirons bientôt) : ce serait une erreur d'autant plus grossière que ces derniers fongus sont doués d'une excessive sensibilité.

Analogie. Les pians ont cela d'analogue avec la variole, qu'ils offrent quelquefois, comme elle , un maître grain que l'on appelle *maman pian,* ce qui veut dire en patois créole, la mère ou le plus gros des *pians.*

Ce tubercule est plus fort et plus étendu que

les autres; il naît le plus souvent après leur éruption, et ne se guérit point comme ceux-ci par le traitement interne simplement.

Symptômes ; ensemble diagnostique. Les pians sont rarement accompagnés de fièvre. Leur apparition est précédée de douleurs contuses dans les articulations, de gastralgie, d'embarras gastrique, de céphalalgies passagères, de sueurs dans les parties qui doivent être le siége de l'éruption, de la prostration des forces et d'une teinte pâle de la couleur noire.

La malpropreté en favorise toujours la confluence et la gravité.

Ils peuvent, s'ils ne sont point combattus, durer long-temps, paraître et disparaître plusieurs fois dans la vie ; mais il arrive que, dans ces cas, ils déterminent souvent, chez quelques tempéraments, d'énormes ulcères, le malacia et la mort.

Campet avait fort bien remarqué que les pians disparaissaient subitement ; mais il croyait que c'était un mode de guérison propre à cette maladie. Loin de là, lorsque cette disparition survient, elle ne fait que simuler la guérison, et la maladie reparaît infailliblement plus tard.

Ces disparitions ont ordinairement lieu sous certaines influences, telles que le développement d'un nouveau tempérament, le passage de l'enfance à l'adolescence, celui de l'adolescence à la virilité, les variations du climat et les changements de nourriture et de genre de vie.

Lorsque les pians, après avoir ainsi disparu sous une de ces causes, ou sous un traitement ébauché, se montrent de nouveau, la peau devient furfuracée et les pieds sont affectés plus désagréablement que dans les pians primitifs, de *crabes* ou *secs*, ou *fongueux*.

Il arrive aussi presque toujours qu'à la suite de la guérison des pians qui n'ont pas eu de maman-pian, l'on observe un œdème de l'une ou de l'autre jambe, qui se termine par l'apparition d'un exanthème, suivi bientôt d'un large ulcère, ou que l'on voit se développer sur une des faces plantaires un *crabe volumineux* à fongus noir et hématoïde.

Dans tous les cas, la guérison des pians est longue et exige un intervalle de deux à trois mois. Les traces que laisse la cicatrisation des tubercules, à l'exception du *maman pian*, s'effacent presque toujours entièrement. Cependant plusieurs Nègres conservent, à leur suite, sur les extrémités des membres, des taches ou des mouchetures blanches. Ce phénomène est occasioné par la destruction des follicules qui secrétaient l'humeur noire. Il peut s'observer encore à la suite de la guérison des brûlures et des ulcères anciens.

Cette affection, quoiqu'en dise *Campet*, qui voulait en faire une modification de la variole, ne nous offre rien de commun avec cette dernière maladie, soit dans son début et sa marche, soit dans ses symptômes et sa terminaison.

Le même auteur dit avec plus de justesse, qu'on ne la contracte qu'une seule fois dans la vie, et que par cela seul elle n'est point vénérienne.

Il faut ici considérer avec attention, en faveur de cette opinion, que les pians qui n'ont pas été parfaitement guéris par un long traitement, peuvent se reproduire tôt ou tard ; et ces cas, disons-nous, seront distingués des autres en ce qu'ils sont accompagnés de douleurs ostéocopes, d'exostoses, de crabes hématoïdes, de carie et d'ostéo-sarcômes. Les pians affectent aussi ce dernier caractère chez

les enfants qui en ont hérité de leurs parents
ou de leurs nourrices ; ils peuvent d'autres fois
n'attaquer que les vaisseaux blancs, et se borner au caractère sub-inflammatoire.

*Les pians ne sont point une variété de la si-
philis.* Dazile, qui écrivit sur cette affection
avant la première révolution française, en fait
une variété de la siphilis propre à la race noire,
et ne nous apprend rien sur sa transmission.
Le docteur *Lagneau*, dans l'*article pian* du Dictionnaire de médecine l'a décrit aussi comme
une modification de la maladie vénérienne.

Cette opinion est fortement accréditée, et
l'on ne doit nullement s'en étonner, lorsque
l'on pense combien cette maladie est en horreur à tous les habitants des Colonies et à la
plupart des médecins. Dans ces lieux, les *pia-
nistes* sont regardés comme les lépreux de l'E-
criture, ou comme les parias des Indes. Ils sont
relégués sous le vent des habitations et dans de
petites *cases* dont l'approche est redoutée. Leur
soin et leur traitement sont confiés à quelques
vieux serviteurs, à quelques Négresses infirmes,
auxquels l'on ne s'adresse que rarement et avec
répugnance. Cependant, après avoir observé
courageusement cette maladie, je me suis con-

vaincu qu'elle ne pouvait être classée comme une variété de la siphilis.

En effet, les pians guéris une première fois par un traitement sévère, ne se contractent plus, comme nous en avons déjà fait l'observation ; mais éminemment contagieux dans les conditions primitives, le moindre contact peut alors suffire pour leur transmission : c'est ainsi qu'ils se communiquent, en donnant la main à des infectés, en portant leurs vêtements et en couchant avec eux ; c'est encore ainsi que les nourrices et les gardiennes les transmettent aux enfants confiés à leurs soins, et les valets à leurs maîtres. Ils se sont plusieurs fois communiqués en montant à cheval sur la selle qui venait de servir à un *pianiste*.

Nous avons vu que les *crabes* les accompagnaient presque toujours, ou apparaissaient à leur suite ; les tubercules consécutifs ont une forme, une couleur et une marche tellement semblables à celles des tubercules primitifs, qu'ils ne nous offrent entre eux aucune différence à ces deux époques ; enfin les pians peuvent être compliqués par la siphilis, ou aggraver eux-mêmes cette maladie ; et lorsqu'un pianiste cohabite avec une femme atteinte de siphilis

(soit de chancres ou de blennorrhagie viru-
lente), il lui communique les pians et reçoit
lui-même la siphilis. Nous ne pouvons donc
admettre entre ces deux affections aucun rapprochement d'analogie et d'identité. Les pians
formeront pour nous une maladie spéciale.

Thérapeutique. Le traitement en usage et
qui réussit ordinairement le mieux, est la liqueur de Van Swieten et les sudorifiques. La
salsepareille de ces pays, connue sous le nom
de racine de *langue de bœuf,* et le *pareira-
brava* (cissampelos pareira), sont employés
avec avantage.

Il est urgent de contenir les malades dans un
lieu sec et dans des chambres où règne une
grande propreté. Le traitement doit se prolonger suivant les symptômes de la maladie, ou
recevoir les modifications nécessaires. Il doit
être continué, un mois environ après que la
maladie a cessé.

Le *maman-pian* exige des soins plus directs
et des pansements réguliers avec des plumasseaux de charpie graissés d'un digestif animé
avec des poudres stimulantes et caustiques, telles
que le sulfate d'alumine et de potasse, le sulfate de fer et le sublimé corrosif.

Je ne serais point surpris, je l'avoue, qu'on vînt à guérir un jour les pians comme beaucoup d'autres affections cutanées, en prenant pour base un traitement extérieur et antiphlogistique. J'eusse tenté cet essai, si j'avais eu l'avantage d'être activement secondé, et de pouvoir compter dans mes moments d'absence sur une surveillance fidèle et rigoureuse.

L'on peut encore employer avec succès contre les pians, la teinture de cantharides, la solution de Fowler, les pilules arsénicales, le goudron, les pilules de térébenthine et l'extrait aqueux de l'ellébore blanc.

Pians des volatiles. Les pians offrent encore ceci de très curieux, qu'ils peuvent attaquer certaines espèces de volatiles. Les jeunes dindes et les poulets contractent des boutons tuberculeux exactement semblables aux pians squameux, première variété que j'ai décrite. Ces éruptions ont lieu sur la tête, autour des yeux, sur le cou, les margeoles et la crête.

Les habitants des Colonies désignent ces tubercules sous le nom de pian. Ils ne sont plus contagieux pour nous, mais ils le sont pour ces oiseaux,

Dès qu'ils en sont affectés, leurs plumes se

hérissent ; ils sont tristes , se retirent à l'écart, et meurent en très grand nombre. Le jus de citron est le remède que l'on emploie dans ces cas ; l'on en imbibe et on en frotte les tubercules plusieurs fois par jour. Ce moyen réussit assez bien.

Art. 3. — *Les Crabes.*

Considérations. Les crabes, compagnons presque inséparables des pians, et souvent le triste héritage de cette maladie, peuvent naître cependant chez des individus qui n'ont jamais connu les pians.

Cette affection attaque plutôt les femmes que les hommes.

Elle a reçu des Nègres le nom très impropre de *crabes*, soit parce qu'elle leur présente, lorsque ces fongus sont détachés, des trous semblables à ceux que fouillent ces *crustacés* ; soit parce qu'elle ronge et entame leurs pieds de la manière que ces animaux creusent la terre ; ou enfin qu'elle s'annonce par des gerçures et des fissures irrégulières qu'ils ont cru devoir comparer aux pattes et aux pinces des crabes.

Quoi qu'il en soit cette maladie affecte trois variétés bien distinctes :

La *première* n'endommage que la peau : je lui conserverai le nom de *crabes secs* ou *courants* qui lui est propre dans les Colonies;

La *seconde*, à *fongus rouges*, petits, profonds et pédiculés, formera la variété des *crabes à fongus rouges* ;

Et la *troisième*, à fongus saignants, noirâtres, marbrés, plus grosse et plus développée que la précédente, constituera la variété des *crabes à fongus hématoïdes*.

1ʳᵉ *Variété.—Crabes secs ou courants*. Cette espèce trace des gerçures sur la face plantaire du pied et rarement sur la face palmaire de la main. Elle se plaît particulièrement et rampe sur tout le rebord plantaire de la portion du talon ; ses formes et ses dimensions sont toujours irrégulières, et les parties qu'elle affecte s'entr'ouvrent et deviennent écailleuses ; ces fissures sont douloureuses et suppurent quelquefois.

Étiologie. Ces crabes proviennent de différentes influences du sol et de l'atmosphère. Ils s'observent le plus souvent durant les mois de l'hivernage, sur les habitations humides et marécageuses ; cependant certains lieux et certaines qualités du sol les déterminent plus particulièrement que d'autres.

La plante des pieds du Nègre, toujours en contact avec le sol, avec sa chaleur et son humidité, avec une boue tantôt d'argile, tantôt de tuf, tenace ou légère, et d'autres fois noire et vaseuse, acquiert bientôt une épaisseur extrême et une insensibilité complète.

Elle devient cornée, et c'est une chaussure naturelle avec laquelle il leur est plus facile de marcher et de courir, qu'à l'aide des souliers ; car n'ayant pas contracté cette dernière habitude dès l'enfance, ils ne pourraient, comme ils le font, se servir de la contraction de leurs espèces orteils.

Cet état d'induration, et par conséquent d'altération de la peau, doit avoir une part considérable dans la naissance des différentes espèces *de crabes*.

En effet, il ne m'est jamais arrivé d'observer ces maladies sur les enfants Noirs, qui tous ont à cet âge les pieds tendres et délicats, et je ne les ai rencontrés que sur quelques Blancs malheureux et livrés aux mêmes habitudes que les Nègres.

Thérapeutique. Les crabes courants se guérissent en évitant l'humidité, en bassinant les parties affectées avec une solution de sulfate de fer ou de cuivre, en les saupoudrant de calomel, d'oxide rouge de mercure et mieux encore de sublimé corrosif ; on les recouvre ensuite avec des emplâtres de diachylon gommé ou des plumasseaux de charpie ; ils cèdent facilement à ce traitement et à quelques semaines de repos. Ils n'offrent, du reste, aucun danger.

2ᵉ *Variété. — Crabes à fongus rouges. Les Crabes* à fongus rouges naissent sous la plante des pieds. Ils débutent par un point douloureux et sensible qui n'offre d'abord aucune altération de la peau.

Au bout de quelques jours, l'épiderme blanchit dans une surface de l'étendue d'un quart de pouce circulairement ; à cet endroit la peau devient plus humide, plus douloureuse et rend quelques sérosités ;

Bientôt elle s'altère, se détruit, et laisse apercevoir un fongus rose, très sensible, qui ne présente aucune tendance à s'élever au-dessus de son niveau ; un pus ichoreux s'en écoule continuellement en petite quantité.

Ces fongus sont pédiculés jusques vers le tissu cellulaire et s'étendent même quelquefois sur les couches musculaires sous-jacentes.

Leur pédicule est étroit, leur corps est arrondi et leur sommet est plus large que leur base; ils ont la forme d'une pyramide renversée.

Les Nègres qui en sont atteints ne peuvent s'appuyer sur le pied malade qu'avec une extrême difficulté.

Les efforts qu'ils s'imposent alors et les in-

fluences douloureuses que cette affection transmet aux tendons qui se rétractent et ramènent
les orteils en dehors, donnent à leurs pieds
un aspect tout particulier de difformité.

Étiologie. Ces crabes peuvent être aussi dé-
terminés par l'humidité et la malpropreté,
mais ils sont, plus souvent que les premiers,
l'héritage et les compagnons des *pians*.

Thérapeutique. Les moyens curatifs sont
à peu près les mêmes ; cependant pour cette
espèce il importe davantage de maintenir les
malades dans un repos absolu et de les loger
dans des chambres parquetées.

Les fongus seront pansés avec des caustiques.
Quelquefois ces médicaments les minent simplement et les détruisent peu à peu sans les dé-
tacher ; d'autres fois ils provoquent leur chute
et la plaie qui en résulte semble d'autant plus
profonde, que la plante des pieds du Nègre est
d'une extrême épaisseur.

Ces fongus se guérissent rarement avant
l'espace de deux ou trois mois et quelquefois
davantage. Lorsqu'ils ont été détruits, j'ai l'habitude d'introduire dans la plaie des boulettes
de charpie imbibées dans une solution de sulfate de fer ou de sublimé corrosif, puis j'ai

recours à l'emploi de la charpie sèche ; ces pansements doivent toujours être recouverts avec des emplâtres de diachylon gommé.

3ᵉ Variété. — Crabes à fongus hématoïdes.

Symptômes. Les crabes à fongus hématoïdes naissent de la même manière que les précédents, excepté qu'ils sont accompagnés de symptômes plus graves, et qu'ils occupent une plus grande étendue des surfaces plantaires ; ils s'observent aussi plus rarement. Des douleurs atroces indiquent le point de la maladie ; la peau devient blafarde et humide ; elle s'élève et se boursouffle ; elle s'entrouvre et laisse apercevoir dans une ouverture circulaire, qui n'excède jamais la largeur d'une pièce de cinq francs, un fongus marbré, noirâtre, à tête arrondie comme le champignon, parsemé de bourgeons d'une extrême sensibilité, et baigné dans une sanie fétide dont l'absorption réunie aux impressions douloureuses de ces maladies, occasione de violents accès de fièvre.

Il n'est point rare, lorsque ces crabes ont été négligés, de voir leur fongus s'élever à un demi-pouce et davantage au-dessus de la surface de la peau. Dans ces cas, les parties environnantes sont imbibées et altérées par le pus ;

elles répandent des exhalaisons incommodes et fatigantes ; la jambe et le pied sont alors irrités, tendus et souvent œdémateux.

La durée de cette affection est fort longue et s'étend quelquefois jusqu'au-delà de quatre, cinq et six mois.

Le dégoût, la paresse et le malacia peuvent accompagner les crabes hématoïdes. Ces complications ne proviennent souvent que de l'influence que les maladies exercent sur le moral des Nègres.

Plusieurs d'entre eux préféreront la mort à l'assujettissement d'un long traitement : une Négresse, récemment atteinte de *crabes* et d'éléphantiasis, fut soumise à des pansements méthodiques, quoiqu'elle m'eût déclaré qu'elle aimerait mieux mourir que de suivre mon traitement. Sa santé s'altéra visiblement ; elle avait déterminé chez elle le mal d'estomac, en mangeant clandestinement de la terre ; je fus obligé de l'abandonner à ses habitudes ordinaires, et de m'en rapporter à elle-même pour les soins de son traitement.

Étiologie. Les causes de cette espèce dangereuse ne sont déterminées que sous l'influence des pians, car nous la voyons naître tantôt peu de temps après l'apparition de cette maladie, et tantôt long-temps après ; elle doit en être regardée comme la conséquence fâcheuse.

Thérapeutique. Dans les cas où les fongus des crabes hématoïdes s'élèvent au-dessus du niveau de la peau, la résection est doublement recommandée, tant pour le soulagement qui en résulte, que pour la propreté de la plaie. Avant d'en venir à l'opération, ou lorsqu'elle n'est point indiquée, il sera bon de désinfecter ces parties à l'aide du *chlorure de chaux*.

La résection des fongus est suivie d'une hémorrhagie en nappe assez considérable, qu'il faut arrêter avec des plumasseaux de charpie sèche et un bandage compressif, que l'on ne relèvera que lorsque la suppuration aura paru bien établie. Dans les pansements qui suivront, l'on saupoudrera le pourtour du fongus avec de la poudre de sublimé, puis l'on appliquera des plumasseaux de charpie graissés avec un mélange de styrax, de cérat et de laudanum.

Lorsque les fongus n'excèdent que de quelques lignes le niveau de la peau, la résection devient inutile ; l'on emploie simplement alors la poudre de sublimé, ou l'on imbibe les plumasseaux dans une solution de vitriol. La jambe sera placée sur des coussins convenables, et le pied reposera sur un plan encore plus élevé.

Ces fongus présentent, après la résection, à peu près la même organisation que les tumeurs hématodes; leur tissu me paraît plus serré, plus dense et d'une couleur plus foncée, leurs nervures, les sillons et les veinules qui les parcourent, sont également mieux dessinés.

Lorsque les crabes hématoïdes apparaissent à la suite des *pians* qui n'ont été combattus par aucun traitement, l'on doit employer, de concert avec les moyens extérieurs, la liqueur de Van Wïeten et les sudorifiques, et sous l'effet de cette médication, l'on verra presque toujours reparaître les *pians*.

Il est prudent aussi de se tenir en garde contre les crabes hématoïdes qui n'arrivent que très long-temps après les *pians*; ils dénotent généralement que les Nègres qui en sont atteints n'ont pas été parfaitement guéris de cette première maladie. Il sera donc utile d'interroger les malades et de puiser des renseignements auprès des personnes qui leur avaient donné des soins.

Mais les crabes qui ne surviennent que peu de temps après un long traitement, ou pen-

dant même qu'il a lieu , ne doivent inspirer aucune inquiétude , et ne seront combattus que
par des applications extérieures.

Dans les Colonies , comme partout ailleurs,
le charlatanisme a son cours : les Nègres accordent une confiance sans bornes et une vénéra-
tion profonde à certains charlatans d'entre eux
qui traitent ces maladies et sont placés dans
l'intérieur des terres sur de petites habitations
isolées. Ces êtres mystérieux captent souvent
la confiance des habitants mêmes; ils reçoivent chez eux les esclaves pour le traitement
desquels ils exigent des sommes assez considérables, et ils retirent de ces malades un second avantage en les faisant travailler à leurs
plantations particulières pendant des mois en-
tiers.

Art. 4. — *La Chique.* — Pulex penetrans.

La puce pénétrante, ou chique des Colonies, a été plusieurs fois décrite.

Le bec de cette puce, dit M. *Rayer*, est d'un tiers plus long que les hanches antérieures, ce qui la distingue de la puce ordinaire. (Maladies de la peau, art. *Puce.*)

Description particulière. J'ai remarqué que la chique est toujours plus petite que la puce ordinaire; elle est aussi plus luisante et plus alerte que celle-ci.

Son instinct la porte à pénétrer sous la peau et à s'y loger. Les parties qu'elle affectionne le plus et qu'elle choisit ordinairement, sont les pieds; cet endroit lui plaît autant que le corps et le cuir chevelu plaisent aux *perdiculi corporis et capitis*; elle aime sur-tout le rebord du talon et le pourtour des orteils.

La malpropreté lui convient beaucoup; elle attaque plus volontiers les Nègres que les Blancs, et plus particulièrement ceux qui vont nu-pieds.

Elle habite et semble pulluler dans la cen-

dre , dans les ripes , dans les cases sans par-
quet , et dans la poussière.

Lorsqu'elle perfore l'épiderme , elle le fait
avec tant d'adresse et de légèreté, qu'il est difficile de s'en apercevoir. Cependant certaines
personnes, plus sensibles que d'autres, sont pré-
venues à temps , et en se déchaussant elles se
débarrassent bientôt de cet adroit ennemi.

Période de démangeaison. Presque toujours lorsqu'elle a pénétré sous la première
couche de la peau , l'on commence à éprouver une sensation légère qui s'étend en
tournoyant , un chatouillement agréable qui
vous avertit que vous avez une chique, et qui
vous porte à vous gratter et à vous frotter avec
plaisir.

Il est même des personnes qui par jouissance
la conservent quelques jours sans la faire en-
lever.

En examinant cette partie, l'on y découvre
un point noir, petit et semblable à l'extrémité
d'une épingle déliée que l'on se serait enfon-
cée sous la peau : c'est la chique ; mais son
travail n'est pas encore terminé. Quelquefois
elle pénètre jusques sous le derme.

Elle continue donc par moments sa besogne,

et par moments se repose. Elle se creuse bientôt une loge circulaire ; et cela fait elle change
de nature , se métamorphose en peu de jours ,
et s'enveloppe dans un kyste propre qui contient ses œufs en couches très fournies.

Période d'inflammation. Pendant ce temps ,
la surface correspondante de la peau s'est animée peu à peu , est devenue sensible au moindre contact, enflammée, et même douloureuse.
Une sérosité transparente se forme autour du
kyste qui lui-même prend un volume et une
forme à peu près lenticulaires.

Ce petit cercle séreux contraste avec la couleur mate du kyste, au centre duquel on aperçoit toujours un point plus foncé , que l'on
nomme la tête de l a chique.

Cette observation est si facile et si vraie, que
l'on a surnommé pois chiques , une espèce de
pois qui offre une ressemblance parfaite avec
la chique lorsqu'elle est enkystée. Nous pouvons alors comparer encore la chique avec assez
de justesse à ces follicules sébacés, vulgairement
nommés vers bleus, qui parsèment le visage à l'é-
poque de la puberté. Lorsqu'ils s'enflamment
et sont exprimés hors de lapeau , ils repré-
sentent un kyste entouré de pus et de sérosité.

Période de suppuration. Au bout de sept à huit jours, plus ou moins, le cercle séreux devient purulent, la peau se détruit, le kyste se crève et les œufs sont entraînés hors de la plaie; il reste un petit ulcère vivement enflammé.

Réflexions. Je n'ai pu vérifier par des expériences si la chique pouvait naître sous la peau; mais je ne balance pas à croire le contraire. Les œufs n'y acquièrent que le degré qui convient à leur maturité, et lorsqu'ils l'ont atteint, la sérosité devient purulente et l'inflammation repousse, comme des corps étrangers, le kyste et les œufs près d'éclore.

La chaleur de l'atmosphère doit sans doute faire le reste ; car si les chiques naissaient sous l'épiderme, il est probable qu'on les rencontrerait à l'état de puces, comme on les retrouve quelquefois avant qu'elles n'aient pénétré ; on les observerait sur-tout dans les ulcères que leur présence détermine autour des talons et des orteils, lorsqu'elles s'y réunissent en grand nombre à côté les unes des autres.

Je les ai souvent examinées à différentes époques : elles étaient enveloppées dans leur kyste, et j'ai remarqué qu'elles ne s'introduisaient sous la peau, que pour y subir leur métamorphose , et y favoriser leur acte d'incubation.

La présence des chiques complique et aggrave presque toutes les différentes espèces de *crabes* ;il faut , dans ces cas , avoir le soin de faire *échiquer* les malades.

Ces insectes incommodent encore plusieurs espèces d'animaux, et déterminent chez eux des ulcérations douloureuses.

Thérapeutique. L'extraction de la chique se pratique avec une aiguille ou la pointe d'un canif. Le kyste doit être exactement enlevé, car ses parcelles ou les œufs qu'il contient, pourraient, en séjournant dans la plaie, y entretenir une cause d'inflammation , et l'ulcérer davantage : on introduit dans le trou d'où l'on vient de l'extraire quelques parcelles de tabac en poudre.

On peut employer contre les ulcères des chiques l'onguent napolitain , les lotions de chlorure de chaux , une pommade d'axonge , de laudanum et d'essence de térébenthine, ou de baume du Pérou , d'axonge , de styrax et d'onguent napolitain. La propreté suffit ordinairement pour se préserver de ces insectes qui ne sont le partage que de la paresse et de la misère.

Art. 5. — *Densité de la peau. — Ecchymoses des Nègres.*

La densité de la peau sur la race noire et sur les Mulâtres, tient à leur organisation ; cependant l'action du soleil peut contribuer à l'augmenter, en développant davantage la sécrétion des follicules sébacés et le réseau qu fournit l'humeur colorante.

Les ecchymoses sont plus difficiles à distinguer chez les Nègres que chez les Mulâtres : cependant il est des cas de médecine légale où il est important de pouvoir les constater.

En examinant de près et attentivement une surface qui a reçu quelque contusion, l'on reconnaîtra l'ecchymose à une teinte plus bleuâtre contractée par les parties offensées ; elle est en outre circonscrite, dans ces cas, par la couleur plus ou moins noire qui est celle de toute l'étendue de la peau.

Nous devons ajouter que les ecchymoses étant plus difficiles à déterminer chez les Nègres que chez les Mulâtres et les Blancs, il faudra toujours, pour les produire, des chutes et des contusions plus violentes.

Art. 6. — *Taches hépatiques* ou *Léotards des Colonies.* — *Éphélides solaires.*

Les taches hépatiques ou chloasma, sont communes chez les Négresses et les Mulâtresses. Les hommes en sont plus rarement atteints. On désigne cette affection, parmi les Nègres, sous le nom de *léotards*.

Elle a son siége sur le front, le visage, la poitrine et le col.

Les lentilles et les taches de rousseur sont encore plus fréquentes, mais elles n'affectent que les Blancs et les Mulâtres.

MM. Alibert, Franck, Sauvages, Lorry, Swediaur, Blancaerd, Plenk et Castelli ont écrit sur ces affections. Il paraîtrait, d'après de nombreuses observations, que les taches du chloasma ne proviennent d'aucune altération de l'organe hépatique. M. Rayer pense qu'elles sont précédées par une accumulation morbide du sang dans les points maculés de la peau, et qu'elles peuvent se développer sur les individus les plus sains.

Les approches de la grossesse, la puberté, le libertinage, les déterminent dans les Colonies.

Les éphélides solaires, de leur côté, ne forment qu'une simple et légère altération de l'épiderme : elles sont le résultat de l'action du soleil sur le pigment de la peau délicate des blonds et des roux.

On fait usage contre les taches hépatiques de lotions douces et émollientes , de la teinture de benjoin , de pâtes onctueuses et de bains sulfureux. Quelques praticiens emploient les sudorifiques et le calomel à faible dose.

Je les ai vu guérir plusieurs fois dans les Antilles par des ablutions dans certains étangs dont les eaux étaient chargées du tannin que renferme l'écorce des mangliers.

Si l'on avait lieu de soupçonner que le chloasma provînt de quelque affection du canal digestif, il serait prudent de combattre l'altération que l'on aurait découverte , avant d'adopter l'emploi de ces moyens.

Art. 7. — *Tubercules anormaux de la peau ; ou son induration partielle sur la race noire.*

Siége. L'induration partielle de la peau se rencontre chez les Nègres, sous la forme de tubercules bosselés, répandus sur le tronc, la poitrine, le col et les extrémités supérieures.

Symptômes diagnostiques. Quoiqu'il soit généralement admis que la peau ne devient squirrheuse qu'après avoir été précédemment ulcérée, cependant cette dégénérescence arrive ici sans aucune ulcération primitive de cet organe.

Néanmoins, nous observons que lorsque des Nègres sont affectés de cette maladie, les moindres ulcérations déterminent chez eux de nouvelles indurations.

Les tubercules anormaux prennent naissance dans l'épaisseur même de la peau : ils sont indolents et ne sont jamais adhérents au tissu cellulaire sous-jacent.

Leur forme est toujours inconstante, le plus souvent ovalaire et oblongue.

Ils sont ordinairement situés transversalement : leur largeur et leur étendue peuvent varier depuis celles d'un gros pois jusqu'à celles de la main.

Leur élévation au-dessus du niveau de la peau peut atteindre environ quatre à six lignes, et même quelquefois davantage.

L'épiderme se plisse et rayonne vers leur centre : la convergence de ces plis donne à leur partie moyenne, toujours un peu déprimée, l'aspect que laisse la cicatrice d'une ancienne brûlure, avec cette différence, que les brûlures, comme nous l'avons dit, détruisent les follicules de l'humeur noire, tandis que la peau conserve ici tout son éclat.

Je n'ai jamais observé que ces tubercules, qu'ils fussent rares ou multipliés, aient, dans aucune circonstance, déterminé des accidents fâcheux.

Étiologie. Cette affection me paraît prendre naissance dans les lieux bas et humides. Elle semble appartenir à une diathèse générale de la peau, car les tumeurs apparaissent rarement isolées, et leur hérédité ne peut être mise en doute.

Les opérations les plus profondes et suivies de la cautérisation la plus minutieuse, ne réus-

sissent jamais. La plaie se cicatrise promptement, mais la tumeur ne tarde pas à se développer de nouveau. Elle acquiert alors en peu
de temps un accroissement beaucoup plus
étendu.

Une jeune Négresse, atteinte d'un grand
nombre de ces tubercules, avait au doigt mé-
dius de la main gauche une verrue hématode
sans cesse en hémorrhagie. Cette verrue, quoique enlevée deux fois et cautérisée violemment
avec le cautère actuel, ne put guérir qu'à l'aide
de la compression et de pansements avec le sublimé corrosif. Elle m'a paru coïncider et s'i-
dentifier chez cette femme avec les tubercules
dont elle était affectée.

Thérapeutique. Ces indurations peuvent être
soignées par les sudorifiques concentrés, la
teinture d'iode, la liqueur de Van Swieten,
l'hydriodate de potasse, la compression et les
autres moyens recommandés contre les maladies de la peau. Ces traitements pourront sur-
tout réussir chez les jeunes sujets. Mais il est
de mon devoir d'avouer qu'ils sont rarement
couronnés de succès.

Lorsque, par le lieu qu'elles occupent, ces
tumeurs n'incommodent pas essentiellement,

il est plus sage et plus humain de ne point af-
fliger ceux qui en sont atteints , par une opération douloureuse ou par un traitement assu-
jettissant et infructueux.

§ IV. APPAREIL OSSEUX.

———

Fractures spontanées des os chez le Nègre.

Considérations générales. Fabrice de Hilden,
Desault , Poupée-Desportes , le docteur Ros-
tan et d'autres auteurs rapportent plusieurs observations de fractures spontanées des os.

M. Jules Cloquet cite à ce sujet le squelette
que possède M. Esquirol , et dont les os offrent
des traces de fractures nombreuses.

Les cas de ce genre sont encore plus fréquents
parmi les Nègres , chez lesquels cependant le
rachitisme et les scrofules ne s'observent pas
sous le climat des Colonies, quoiqu'il en soit
autrement sous d'autres latitudes froides ou
tempérées, lorsqu'ils viennent à les habiter.

Parmi les nombreuses observations que je
possède de ces fractures spontanées, je me

contenterai de rapporter en peu de lignes un cas fort curieux , en ce qu'il prouve leur hérédité.

Sur une des habitations de Sainte Lucie, située dans le quartier du *Dennerie* , j'ai plusieurs fois examiné un Nègre âgé de plus de 60 ans , dont les os étaient déviés en tous sens , non par l'effet de ramollissements , mais par des fractures qui les avaient affectés et qui les affectaient encore aux moindres mouvements violents , aux moindres contractions animées des muscles et de la locomotion. Son fils, âgé de dix ans, était presque aussi contrefait que lui. D'un naturel fort gai , cet enfant se fracturait les os, même en exprimant sa joie par quelques allures de danse?

Dès que ces accidents survenaient , ils ficelaient eux-mêmes leurs membres , à leur manière ; et c'était-là tout leur appareil. *Quinze jours* après ils étaient ordinairement guéris.

Ces deux infortunés que j'ai vus souvent , étaient réduits à l'état le plus complet de difformité pour les *os longs,* et cependant le *rachis* ne participait nullement à ces désordres. L'un et l'autre n'offraient aucune apparence de *strumes* ou d'engorgement du système lymphatique.

(237)

Étiologie. Le phosphate de chaux qui compose les os sains, dit M. Berzélius, ne doit contenir que 100 parties d'acide phosphorique et 107 de chaux.

Il est certain que la cause de ces fractures ne peut être attribuée qu'*à la surabondance des principes du phosphate de chaux et non pas au rachitisme* qui n'est autre chose que le ramollissement des os, dû à l'absence des sels calcaires et à la présence nuisible d'une trop grande quantité de gélatine.

Nous pouvons produire sur les os un rachitisme artificiel, en les exposant pendant plusieurs jours dans la solution des acides minéraux ; nous enlevons ainsi les substances salines qui les constituaient, et nous les rendons mous et fibro-cartilagineux.

La consolidation du cal dans les fractures est toujours fort longue chez les sujets rachitiques ou strumeux, et le contraire a lieu pour nos observations.

Nous devons donc considérer les fractures spontanées des os comme diamétralement opposées d'effets et de causes aux *scrophules* et au *rachitisme*.

Thérapeutique. Le traitement dirigé selon

ces vues devrait tendre à rapporter dans l'économie plus de principes gélatineux, et à neutraliser autant que possible la formation des sels calcaires. C'est ainsi que je conseillerais l'usage des bains tièdes acidulés avec des acides minéraux, l'emploi de la flanelle, une nourriture gélatineuse, des boissons émollientes et acidulées, l'habitation dans l'intérieur des terres, loin du littoral de la mer; l'abstinence des viandes salées, des poissons, des farineux, des coquillages et de toute espèce de crustacés, mets qui composent ordinairement à eux seuls toute la nourriture des Nègres.

CHAPITRE II.

QUELQUES MOTS SUR LES POISONS DES ANTILLES,
ET SUR LE POLYPE NOMMÉ GALÈRE.

Parmi les poisons des Antilles, les plus dangereux et les mieux connus sont :

La *spigèle anthelmintique*, la racine du *passiflora quadrangulis* ou de la *barbadine*, et le *mancenillier*.

M. Recors de Madiana, dans un mémoire publié depuis quelques années, dit avoir employé avec succès, contre l'action de la spigèle anthelmintique, le *sucre terré*, pris à doses rapprochées et en grande quantité, soit que l'on en mange simplement, ou que l'on s'en serve après l'avoir fait dissoudre dans de l'eau fraîche.

Ce médecin affirme avoir constamment réussi et rapporte à l'appui de ce qu'il avance des expériences fort concluantes ; cette découverte est tellement importante pour les Colonies, qu'elle doit être mise sans cesse à la connaissance de tous ses habitants.

La racine du *passiflora quadrangulis* est un poison violent et narcotique, tandis que celle de la pomme-rose, qu'autrefois l'on croyait être vénéneuse, ne contient aucun principe délétère.

Le *mancenillier.* Quant au mancenillier, l'erreur et les prestiges que l'on attachait à cet arbre, ne doivent plus exister de nos jours.

Il est peu de Créoles qui ne se soient trouvés à même de passer des moments assez longs sous l'ombrage de ces arbres. Plusieurs fois il m'est arrivé de me déshabiller sous des mancenilliers, de me baigner et de me reposer sous leur abri, sans éprouver aucun vertige ni la plus légère incommodité.

Leur voisinage n'est à craindre que dans les moments où la pluie tombe par gouttes assez fortes, et que le vent les agite assez violemment pour en briser les feuilles et ulcérer leurs pédicules. Alors le suc ou lait du mancenillier qui s'en écoule et se mélange aux gouttelettes de la pluie, produit des exanthèmes sur les parties qu'elle intéresse, et une enflure générale plus particulièrément bornée au visage et aux paupières.

Toutes les espèces de crabes établissent leurs trous autour de ces arbres et sont friands de leurs fruits. Lorsque ces crustacés ont été pris dans ces parages et qu'on les mange, ils déterminent des coliques et des évacuations anormales.

Plusieurs familles d'oiseaux ne redoutent point aussi l'abord du mancenillier. Elles habitent volontiers sur ces arbres, y passent la nuit, et souvent même y établissent leurs nids.

Le mancenillier, lorsqu'on en laisse vieillir le tronc, peut encore servir à la construction des meubles ; son bois offre une couleur et des veines plus belles que celles du noyer, et nous présente l'avantage d'être incorruptible. Ses feuilles et ses branchages sont quelquefois employés et agités dans des bassins pour enivrer le poisson qui, pris ainsi, peut être mangé sans crainte ; mais cette manière d'enivrer est dangereuse pour ceux qui en font usage, et cesse dès lors d'être un plaisir. Les feuilles d'un arbre nommé *bois à enivrer* remplissent le même but, et sont employées de préférence.

M. *Recors de Madiana* nous apprend que l'eau de mer, préconisée par d'anciennes traditions, ne possède aucune vertu contre le mancenillier ; il fit usage avec succès de la *graine du nandiroba.* Quoi qu'il en soit, il est toujours urgent de débarrasser promptement le canal digestif du poison qu'il peut contenir, avant d'en venir à l'usage de ce médicament.

La *galère.* Je regrette de n'avoir pu tenter quelques recherches expérimentales sur le polype qui porte le nom de galère, et qui se rencontre si fréquemment dans les mers et sur les côtes des Antilles. C'est un caustique redouté, qui doit être, à l'intérieur, un des poisons les plus actifs. Desséché et réduit en poudre, il conserve, on assure, long-temps encore, ses propriétés nuisibles ; et c'est de cette manière que les Africains et les Indiens paraissent en faire usage.

La galère offre une vessie qu'elle distend, je crois, à volonté, et qui lui sert de voile sur la surface des eaux. Cette membrane est d'une blancheur qui ressemble à celle de la perle et réfléchit mille couleurs vives et variées, selon le jour sous lequel on l'observe : elle est ordinairement nuancée dans les couleurs du rose et du vert irisé. Ce joli polype a des nageoires et des panaches plumulées, et sa beauté semble contribuer encore à le rendre plus perfide et plus dangereux.

Préjugé sur les empoisonnements. La croyance aveugle que les habitants des Colonies accordent aux empoisonnements, forme un préjugé qu'il serait important de détruire.

Ils y rapportent souvent les symptômes des maladies dont ils ne peuvent se rendre compte, et les épizooties qui ravagent leurs troupeaux.

Cette erreur est d'autant plus grave et plus contraire à leurs intérêts, que leurs soupçons sont quelquefois injustement fondés, et qu'ils peuvent, dans d'autres occasions, réveiller chez les malfaiteurs les idées de l'empoisonnement. Les autopsies et l'opinion des médecins devraient seules éclairer ces jugements, et précéder l'émission d'aucune croyance et d'aucunes plaintes.

L'étude des poisons américains, dont *Fontana* nous a donné l'exemple dans la seconde partie de son savant et précieux traité sur la morsure de la vipère, est encore maintenant, dans le Nouveau-Monde, la carrière la plus

riche et la plus neuve de la science. Elle appartient sur-tout aux médecins qui peuvent se livrer
exclusivement à l'étude des plantes et à celle
de la chimie.

J'ai terminé à Sainte-Lucie même ces études
sur les affections des Colonies, persuadé que
je suis, qu'il est important en médecine de
tracer l'histoire des maladies d'un pays, sur
les lieux mêmes où elles se développent.

De plus longues années d'observation et une
position plus tranquille eussent sans doute produit un meilleur ouvrage ; mais, tel qu'il est,
il peut encore être utile. C'est ce qui me l'a
fait entreprendre.

Je me suis attaché à raconter les faits avec le
seul langage de la vérité, bien convaincu qu'un
de nos priviléges les plus beaux est de transmettre ce que nous avons appris et observé,
comme la nature nous l'a présenté.

FIN.

TABLE DES MATIÈRES.

FIN DE LA TABLE.